Klarheit
&
Wahn

Christian Rempel

www.gedichtladen.de

ISBN-10: 149482390X
ISBN-13: 978-1494823900

WIDMUNG

Ich widme dieses Buch meiner Frau Andrea sowie den Betroffenen psychiatrischer Erkrankungen.

Hurra, Hurra! ~~grausamme~~ Inge ist da

– gottes Mühlen malen langsam.,

– Dieses Buch ist für mich
  wertvoller als die Bibel !!!!!!!!!/!!

– Es hat mir Kraft geben

– Es hat mir Mut gegen

– Es hat mir Liebe geben

– Es hat mir Zigaretten geben + Feuer

– Ich wollte Andrea kennen lernen

INHALT

DANKSAGUNG

Viele haben an diesem Buch mitgewirkt und wichtige Ratschläge gegeben. Ein besonderer Dank geht an Rositha, Liane, Lars und Sylvia.

Es würde mich außerordentlich freuen, wenn keiner protestieren würde, in diesem Buch vorzukommen, wie er sich meinen Eindrücken darstellte, denn es lebt davon, dass alles so wahrheitsgetreu wie möglich dargestellt ist und gibt so wenig als möglich Wertungen an die Hand.

Ich möchte noch hinzufügen, dass ich die Namen der mich behandelnden Ärzte abgewandelt habe, wie üblich. Auch auf einer Odyssee sind Anstand und Vorsicht geboten, denn selbst Ärzte sind nur fehlbare Menschen, die versuchen den Anforderungen ihrer Tätigkeit gerecht zu werden – der eine mehr, der andere weniger.

VORWORT

Wenn Sie dieses Buch lesen, dann lesen Sie es mit dem Gedanken, dass es eigentlich nur für MICH geschrieben wurde.

Als mein Mann dann die Idee hatte, es zu veröffentlichen, wollte ich es doch zuerst einmal in der vollständigen Fassung lesen. Ich gab ihm mein Einverständnis, bevor ich es las, aber bat darum, das Vorwort schreiben zu dürfen.

Ja, dann habe ich es an zwei Tagen gelesen, habe gelacht, gelitten und war auch manches Mal zutiefst verletzt.

Doch ich stehe immer noch zu meinem Wort!

Heute würde ich lieber „Das letzte Wort" dazu haben, aber es ist nun einmal aus der Sicht meines Mannes geschrieben. Oh ja, wahrlich, ich komme nicht gerade gut dabei weg.

Lassen Sie mich einfach in diesem Vorwort mal ein paar Dinge klarstellen. Mein Mann begab sich nun am Ostersonntag auf den Weg das Göttliche zu finden, obwohl das Göttliche, nämlich ich, zu Hause saß. Was heißt saß, ich habe mich so mit Arbeit zugestopft, aß kaum noch etwas und habe mir das Herz ausgeheult. Denn ich war mir sicher, da gibt es eine andere Frau, natürlich eine viel jüngere. Und wie es der Zufall so will, liegt doch der Heimatort dieser jungen Frau genau auf der Wanderroute meines Mannes. Doch nicht nur mich plagte die Eifersucht, nein auch mein Mann trug sie schweren Herzens mit sich herum. Nun stellen Sie sich das einmal vor, diese geballte Ladung auf beiden Seiten und dann ein reger Emailverkehr.

Ich kann nur sagen, es waren nicht gerade die nettesten. Ich schrieb meinem Mann z.B. ein schönes Gedicht, doch er las es einfach mit falschen Augen. Heute kann ich es verstehen, aber damals fragte ich mich wirklich, was er dort herauslas.

Nun nicht zu viel geplaudert, lesen Sie dieses Buch selber und machen Sie sich so Ihre eigenen Gedanken.

Zum Schluss nur noch ein Tipp, sollten Sie irgendwann in Ihrer wunderbaren Beziehung einmal eifersüchtig sein, dann renovieren Sie einfach. Aus Erfahrung kann ich sagen, die Tapete lässt sich in der aufgestauten Wut super gut von den Wänden reißen. Nur sollte man bedenken, dass auch wieder neue Tapete an die Wand muss.

Wir haben nun ein frisch renoviertes Wohnzimmer und das Wichtigste – unsere LIEBE!

Andrea Rempel

1 PROLOG

Inmitten von Arbeitssuchenden und Vagabunden begibt sich der Druckergeselle Friedrich Güttler im Jahre 1894 auf eine Reise, mit geringer Barschaft, und er hat auch noch den Ehrgeiz, diese nicht anzugreifen, sondern zu mehren. Da er das "Fechthandwerk" (Betteln) vermeiden will, bleibt als Einnahmequelle nur eine heute vergessene Gepflogenheit, das sog. "Wintikum", ein Handgeld, das nach Gutdünken an fahrende Handwerksburschen als Trostpflaster für eine Absage ausgegeben wurde. Trotz geringster Bedürfnisse sind die Einnahmen geringer, als wenn er das Lehrlingsleben fortgesetzt hätte und in den minutiös aufgeführten Beträgen widerspiegelt sich die blanke Not.

Bis zu siebzig Kilometer legt er an einem Tag zurück, aber das Ziel scheint eigentlich gar nicht zu sein eine Anstellung zu finden, sondern Randbemerkungen kann man entnehmen, dass es häusliche Probleme waren, die zu diesem Flucht- und Wanderimpuls geführt haben. Die Liebe spielt bei ihm allerdings keine Rolle und somit auch nicht die Eifersucht. Da man also nicht weiß, welche häuslichen Probleme das hätten sein können, bleibt einem nur die Idee, dass man durch eine Wanderschaft gewisser Probleme ledig werden könnte. Von den vielen Beschreibungen des Jakobswegs hat man heute eine genauere Vorstellung davon, aber für mich, der ich natürlich auch diese Beschreibungen kannte, gab erst das Buch dieses armen Druckergesellen den Ausschlag.

Nur einen Monat später stand ich mit der Leiterin unseres Literaturkreises nach einer Buchbesprechung am Auto. Wir froren beide, aber sie musste noch loswerden, dass sie ein Buch von Tolstoi sehr beeindruckt habe, die "Kreutzersonate". Wie auch bei der Geschichte des Druckergesellen, wusste ich nicht, worin der Bezug zu meinem eigenen Leben bestehen könnte. Ich hatte nur eine auffällige Nervosität bei dieser Frau wahrgenommen und auch ich war inzwischen innerlich aufgewühlt und konnte eine Literaturempfehlung dringend gebrauchen, um mich abzulenken. Sie hatte am gleichen Abend in der Diskussion den Ausspruch geprägt oder zitiert: "Der Mensch ist nicht monogam." Das kam mir nicht anders als ein Credo vor, vielleicht auch ein Schuldbekenntnis. Wie ihr Ehemann auf ein solches Credo reagierte, sollte ich später erfahren, als ich das Buch von Tolstoi gelesen hatte und ihr eine Email schrieb, auf die sie mit einem handgeschriebenen Brief reagierte, in dem sie darlegte, dass sie Mails nur mit dem Blick des Ehemanns über ihre Schulter lesen könne und ich von einer solchen Kommunikation absehen sollte.

Dieses "Traktat" Tolstois, denn einen Roman kann man die "Kreutzersonate" eigentlich nicht nennen, dreht sich um das große Thema der Eifersucht. Dem Geschlechtlichen räumt er eine entscheidende Bedeutung im Leben der Menschheit ein. Die Geschichte wäre zu Ende, wenn es dieses Spannungsfeld nicht mehr gibt. Dass die Eifersucht einen Menschen verbrennen kann, dass sie ihn zum Mörder werden lassen kann, davon handelt das Werk Tolstois. Eifersucht ist nichts anderes als die Macht der Liebe, die sich gegen einen wenden kann, wenn man selbst nicht mehr von der Partie ist. Wenn man davon betroffen ist, dass sich der Partner von einem abwendet, steht man vor der Wahl das ergeben hinzunehmen oder zu kämpfen, auch wenn es noch so aussichtslos ist.

Eine Wanderung freilich hat der Protagonist Tolstois nicht in Angriff genommen, aber da war ja auch das Werk Friedrich Güttlers noch nicht erschienen, also stand dieser Ausweg vielleicht noch nicht zur Debatte. Beide Impulse, der der Wanderung und der der Bewältigung der Eifersucht durch literarisches Ausleben derselben, standen nun geraume Zeit in meinem Unterbewusstsein nebeneinander und zunächst dachte ich nur an den zweiten und schrieb eine Rezension zu Tolstois "Kreutzersonate". Als ich sie auf einer Internet-Plattform einstellte, bemerkte ich, dass bereits eine Rezension existierte. In ihr war das Verbrennende dieser Thematik nicht weiter hervorgehoben und die Verfasserin scheinbar von diesen Problemen unberührt. Diese Verfasserin war Corinna, die im Osten und sogar gar nicht so weit entfernt wohnte. Ich schrieb ihr und daraus entwickelte sich eine intensive Email-Bekanntschaft.

Es war auch nicht das erste Mal in meinem Leben, dass ich es mit der Eifersucht zu tun bekommen hatte. Ist man noch unerfahren in solchen Dingen, läuft man bedrückt herum, sucht Freunde auf, denen man sein Leid klagt und die bald nichts mehr hören wollen von den schier unlösbaren und für sie kaum entscheidbaren Problemen. Man fühlt sich einfach schlecht und verbreitet eine unangenehme Stimmung. Viel richtiger ist es in einer solchen Situation, sich selbst etwas zu verwöhnen, wenn sich schon kein liebender Mensch mehr um einen kümmert. Das Selbstwertgefühl, das gar nicht so eingeschränkt sein müsste, gilt es wieder aufzubauen und gleichzeitig sollte man nach Eindrücken streben, die nicht gerade mit der eigenen verzweifelten Situation zu tun haben – also eine Wanderung scheint da ein guter Weg.

Seit einiger Zeit hatte es mich aber auch immer wieder betroffen, dass ich in psychischen Spannungssituationen in sog. Psychosen verfallen bin, bei denen man zwar nicht die Kontrolle über seine Gedanken völlig verliert, man also immer noch genau weiß, was man tut, aber nicht mehr maßvoll denken kann, sondern sich zu einem Auftreten und Handlungen hinreißen lässt, die man vielleicht mit Recht als krankhaft bezeichnet. Man hat plötzlich filmreife Träume, verfügt über unerschöpfliche Energien und kommt mit sehr wenig Schlaf aus. Man ist von einer Originalität und Kontaktfreudigkeit, dass man gegenüber anderen Menschen, und seien sie noch so fremd, eine phantastische Ausstrahlung hat. Die Menschen, die nie aus ihrer Normalität treten, sehen im Psychotiker ihre geheimsten Ahnungen und Handlungswünsche bestätigt und sind förmlich mitgerissen. Später schämen sie sich dieser empfundenen Affinität und meiden den Psychotiker, als wäre er der eigentliche Verantwortliche ihrer eigenen Hingerissenheit gewesen.

So nah der Psychotiker selbst fremden Menschen in der Affinitätsphase ist, so ist er doch näher dem GÖTTLICHEN. Er lebt ja die geheimsten Ahnungen und Handlungswünsche der Menschen, die durch ihre Normalität und ihre Alltagsgeschäfte dem Göttlichen nicht sehr nahe stehen können, es sei denn sie nehmen Frömmelei als ausreichende Nähe. Es ist aber die Beseeltheit, die die Nähe zum Göttlichen ausmacht. Der

Psychotiker lässt sich auf einen höheren Zweck ein, glaubt an seine Ahnungen und kann sich dabei der Nähe zum Göttlichen sicher sein. Die Psychose ist vielleicht der Ursprung aller Religion, auch wenn wir hier nicht von Gott als Person sprechen, sondern bewusst vom Göttlichen, das ja viel allgemeiner ist und jegliche Ausprägung von Religion einschließt. Der Psychotiker ist selten ein Anhänger einer vorgefassten Religion, er ist ein Erfinder einer Religion. Wenn man bedenkt, dass jegliche Religion einer Erfindung bedarf und bei vorausgesetzter Existenz immer wieder der Erneuerung, so kann sie auch nicht des Wahns entbehren, der die einzige Quelle solcher Innovationen ist. Es ist bekannt, dass man in den Erfindungszeiten der Religionen Priester oder Priesterinnen in den Zustand des Wahns bewusst versetzt hat, aber es ist dies nur ein schwacher Ersatz für die von Natur aus Verrückten, die diesen Impuls ganz ohne Rauschmittel aus sich heraus entwickeln und dem Ganzen viel eher einen Sinn geben können.

Aber auch der Psychotiker muss ein über weite Strecken normales Leben führen, er ist nicht mehr als Schamane freigestellt, er soll sich seine Brötchen selber verdienen. Da ist ihm freilich das Göttliche, das man ohnehin heute glaubt gut entbehren zu können, nicht so nah, aber er kann, so er nicht gerade den Preis für seine Eskapaden – eine Depression – zu zahlen hat, als geistreicher, ahnungsvoller und sensibler Mensch gelten. Es kann ihm sogar gelingen, Liebe auf sich zu ziehen, die sogar über seine gelegentlichen Aussetzer hinwegsehen kann, aber er ist nicht unbedingt liebenswerter als ein normaler Mensch, der viel mehr Sicherheit zu bieten hat, der jünger, schöner sein kann, und die Liebe wird dem Psychotiker nur in dem Ausnahmefall zuteil, wo der Partner über ungewöhnliche Stärken verfügt, für ihn die Sicherheit und das Gleichmaß nicht an erster Stelle stehen, der sich damit abfinden kann, dass für den Psychotiker manchmal die Weltprobleme wichtiger sind als der Partner, ja dass es sogar sein kann, dass der Psychotiker selbst, so sehr er einer Liebe auch bedarf, gar nicht in der Lage ist zu lieben.

So nun der Psychotiker sich in seiner normalen Phase befindet, ist er also nur einfallsreich und hat Ahnungen. Da sich ein Hochschulsemester in die schönsten Jahreszeiten erstreckt, muss er also Gründe finden, diesem Alltag zu entrinnen. Er kann also auch mal den Einfall haben einen Brief zu fingieren, den man bei aufmerksamem Lesen zwar leicht als Fälschung identifizieren kann, was man sich gemeinhin aber nicht eingesteht oder gar nicht weiter darüber nachdenkt. Es ging also darum, sich einen Freiraum zu verschaffen und ich bediente mich dabei meiner Krankheit, über die man ja eigentlich gar nicht spricht. Stellen Sie sich vor, Sie säßen in einem Hochschulbüro und erhielten als Kopie den folgenden Brief eine Honorarkraft betreffend:

MEFITIS
Fachklinikum

Hilf gnädig allen Kranken
Gib selige Gedanken
Den hochbetrübten Seelen
Die sich in Schwermut quälen

Sehr geehrter Dr. Rempel,

vor genau drei Jahren hatten Sie einen Klinikaufenthalt bei uns. Nach Sichtung der EEG Daten hat Dr. Sklenar, der Sie damals betreute, die Indikation für notwendig befunden, dass ein baldiger erneuter Aufenthalt in der Natur für sechs Wochen vom 7.4. bis zum 18.5.2012 notwendig erscheint. Die Rückfrage bei der Krankenkasse hat ergeben, dass sie die gesamten Kosten in Höhe von 3 000 Euro übernehmen wird.

Bitte treffen Sie umgehend alle familiären und beruflichen Arrangements, dass Ihr Kuraufenthalt, bei dem besonders die motorischen und ausdauernden Funktionen gefördert werden sollen, pünktlich angetreten werden kann. Es ist ja auch die schöne Jahreszeit, die in Sonderheit Ihrer vielleicht endgültigen Genesung zuträglich sein wird.

Bitte bringen Sie höchstens ein i-Phone, ausreichend Wäsche und ein Liederbuch mit, damit Sie auch die musischen Seiten neben dem Ihnen schon bekannten Nordic Walking ausreichend zur Geltung bringen können. In der Kommunikation verlegen Sie sich bitte ausschließlich auf den schriftlichen Austausch, den Sie aber nicht über Gebühr mit Erwartungen an schnelle Antworten belasten sollten.

Wir freuen uns, Sie nach einer der Situation angemessenen Anreise dann bei uns willkommen zu heißen und sind wieder sehr gespannt, mit welchen dichterischen Beiträgen Sie unseren Alltag bereichern werden.

Mit freundlichen Grüßen

Da konnte sich nun jeder seinen Teil denken, doch was wirklich geschah, können Sie sich erschließen, wenn Sie das Folgende lesen, das ursprünglich ganz ausschließlich für meine geliebte Frau Andrea gedacht war und ich diese Art der Ansprache auch beibehielt.

Wir hatten als langjährige Ehepartner fast keinen Stress. Ich ließ nur keinen Zweifel daran, dass eine Wanderung von einigen Wochen notwendig sei und meine Frau, die mir selten Vorschriften macht, hat meine vorgebliche Motivation das Göttliche zu suchen auch akzeptiert. Ich konnte nun allerdings nicht mit geringster Barschaft auf diese Wanderung gehen, weil die Bequemlichkeitsthese, die ich im Zusammenhang mit der Bewältigung von Eifersucht aufgestellt habe, ein Übernachten in Heuhaufen oder unter Brücken ausschloss. Keiner hatte mich fortgeschickt, aber es hielt mich auch keiner zurück.

Man kann eine so als bequem definierte Reise nicht mit einem Tagesbudget unter 50 Euro planen. Eine auf sechs Wochen geplante Reise würde also einen erklecklichen Betrag verschlingen. Diese Reise würde natürlich nicht die Krankenkasse bezahlen, so wünschenswert das auch sein würde. Strengenommen wäre dieser Betrag nicht in den Fortbestand seiner eigenen Ehe investiert, sondern für sich selbst vergeudet. Was ist es aber nicht wert, die wunderbarste Frau, die man sich denken kann, für sich zu erhalten und dabei noch etwas zu erleben. Allein die Gedichte, die sie schreiben kann, werden sie Ihnen näherbringen. Andererseits hatte Corinna das Talent in genau den richtigen Situationen, genau zum richtigen Zeitpunkt, Nachrichten zu senden. In dieses Spannungsfeld ging meine Reise. Doch noch ehe ich weg war, schrieb meine Frau:

Gefangen in uns selber

Man liebt die Taten – nicht die Worte,
die spricht der eine zu dem andern.
Und suchst Du ganz verschied'ne Orte
durch selbst ja auferlegtes Wandern.

Mein Herz, es wandert mit dem Deinen,
egal wo Du auch hingeh'n magst,
es findet diese Lust bei keinem,
auch nicht bei Nacht und nicht bei Tag.

Du kannst weit laufen – soweit Du willst,
doch keine andre Liebste finde,
dass Du den ganzen Durst ihr stillst,
auch wenn Du Dich noch so sehr windest.

Mein Herz das weint, es kann nicht anders,
denn schwere Worte sind gefangen.
Ich weiß nicht, wohin dann Du wanderst,
doch lass dies Herze nicht so bangen.

Denn nur ein glücklich Herz kann lieben,
man muss es hegen, wenn man kann,
dann kann die Liebe wahrlich siegen,
zu sagen: Du bist stets mein Mann.

So lass mich Deine Frau doch sein,
ich habe keine Sünd' begangen,
lass mich nun in Dein Herz hinein,
halt mich darin gefangen.

Gefangen nicht mit Fesseln vielen,
nein Liebe heißt der süße Kerker,
lass uns leben lass uns spielen,
doch meine Liebe – die ist stärker.

Ach laufe nur, lauf ganz weit fort,
Du wirst stets an mich denken,
denn, was wir haben, ist kein Ort,
man kann es sich nur schenken.

Ich schenke Dir mein kleines Lachen,
na und mein großes noch dazu,
und dann mein Herz, pack's zu den Sachen
UND schließe schnell den Koffer zu.

Andrea Rempel 1.4.2012

2 WALTERSDORF-BESTENSEE

Meine Reise war ja nun so deklariert, dass ich ausziehe, das Göttliche zu finden, von dem Du allerdings der Meinung warst, dass *es* einen findet, man *es* selber aber nicht finden könne. Wir wollten eigentlich länger schlafen, denn am Vortag hatte es das Osterfeuer in Waltersdorf gegeben, das sich bis nachts um eins hingezogen haben soll, wir aber nach zwei Anläufen, einem bis zum zitternden Frieren und einem mit wildem Tanz, der Dir schon ein bisschen zu viel war, weil er wohl für mindestens einen Menschen, der Dir sehr wichtig ist, zu einer Qual werden musste, denn wir waren vom Bierwagen, wo der Betreffende den ganzen Abend ausgeharrt hatte, gut zu sehen. Aus dem langen Schlafen wurde dann auch nichts, wir nahmen ein karges Frühstück zu uns und unser Sohn Julius erschien erstaunlicherweise bereits so gegen acht. Das war besonders deshalb überraschend, weil er die Nacht bei Tobi, seinem Bruder, in der oberen Wohnung verbracht hatte und sie sicher die ganze Nacht durchgezockt hatten.

Du unternahmst noch ein paar schwache Versuche, mich vom Gehen zurückzuhalten, denn die Suche nach dem Göttlichen hätte auch gut ein Scheingrund sein können und auch der zweite vorgeschobene, dass ich die Schwelle zu anderen Menschen abbauen wollte, bei denen bei Nennung meines Berufes – Physiker – immer sogleich eine Jalousie fiel. Auch als ich das in die anmaßende Bezeichnung – Dichter – geändert hatte, rief das keine andersgeartete Reaktion hervor. Der wahre Wandergrund hätte wohl Eifersucht heißen müssen, aber wie erbärmlich nimmt sich das gegen die beiden vorgeschobenen Gründe aus, wie elementar und aussichtslos. Corinna hatte geschrieben, wenn ich auf Wanderschaft ginge, wäre keines meiner Probleme gelöst und tatsächlich wurde ich von der Eifersucht nicht geheilt, wenn das überhaupt ein wünschenswertes Ziel hätte sein können, aber ich sollte doch die beiden anderen Ziele, das Göttliche und die Nähe zu anderen Menschen, weitgehend erreichen.

Alles an Begehren, das uns noch geblieben war, war schon in den vergangenen Nächten verbrannt wie Zunder und wir waren einigermaßen müde. Mehr ging nun wirklich nicht auf diesem Gebiet und es hatte uns nicht geheilt. Ich glaubte Dir, als Du sagtest, dass ich jederzeit wiederkommen könne, dass ich immer mit offenen Armen empfangen werden würde. Treueschwüre hatten wir auch schon zur Genüge abgearbeitet, Tränen waren genug vergossen, so dass nur noch ein dürrer Kuss oder zwei übrigblieben. Auf der Treppe noch verabschiedet, ums Haus gegangen, hatte ich wenig Hoffnung, dass einer noch aus dem Fenster sehen würde, um zu winken. Das wäre denn doch zu viel des Abschieds gewesen.

Kurz bevor ich ging, hatte ich in meinem Smartphone noch mal auf den Email Eingang geguckt und sah, dass eine neue Mail von Corinna da war, die ich aber nicht las, sondern es erstmal bis zum Grabe meiner Mutter (so etwa vier Kilometer) schaffen wollte, wo ich schon öfter vor der Feierhalle sitzend eine Email von ihr gelesen hatte. Mit diesem Schatz in der Tasche und doch einigem Gepäck machte ich mich auf die endlose Straße, bei schönstem Wetter.

Vor dem Miersdorfer See fand ich eine ziemlich lange Kippe und steckte sie mir hinters Ohr (göttliches Zeichen?), vor dem Supermarkt standen zwei durchsichtige Becher mit einer braunen Flüssigkeit, beide halb ausgetrunken. Sollte das die Sache mit dem Opti- und dem Pessimisten sein? Ich kostete einen Becher (göttliches Zeichen?). Es war Cola und schmeckte noch ganz passabel. In der Bibliothek war kein Licht, also Frau Senst, die Bibliothekarin, nicht mal eben auf einen Sprung vorbeigekommen. Ich hatte sie am Donnerstag noch einmal treffen wollen, aber da war ich ja mit Dir in der Sächsischen Schweiz bei unserem Versuch, unsere Beziehung zu heilen.

Dann sah ich die vielen Autos vor der Miersdorfer Kirche, in der offenbar Gottesdienst war. Ich schlich mich hinein und stieg gleich auf die Empore, wo mich der Organist erkannte, der wie die Pfarrerin auch aus

Eichwalde war. Sie stimmten das Lied an "Von guten Mächten wunderbar geborgen". Das war nun wirklich ein göttliches Zeichen, denn dieses Lied hattest Du ganz allein am Grabe meiner Mutter gesungen, als die Urne beigesetzt worden war und alle schon wieder anderweitig beschäftigt gewesen waren. Und ich war doch gerade unterwegs zu diesem Grab.

Das große Herz vor dem Grab, das wohl eine meiner Schwestern schon am Dienstag in den Sand gemalt haben musste, dem ich letztens einen Pfeil hinzugefügt hatte, wie es Verliebte tun, war immer noch da. Ich hatte weder Ruhe noch Rührung, sondern habe als erste Amtshandlung den Pfeil erstmal gelöscht, dann las ich Corinnas wundersame Email, wie immer sitzend vor der Feierhalle und die gefundene Kippe rauchend. Ich ging noch mal zum Grab hin, stellte mich in das Sandherz und ummalte meine Füße mit einem Stöckchen.

Danach ging's zu Fuß über Wildau und Königs Wusterhausen nach Zeesen, wo ich gerade noch einen Platz in einem ziemlich noblen Restaurant fand. Ein älteres Ehepaar setzte sich hinzu und wir kamen in ein gutes Gespräch, bei dem ich erfuhr, dass sie beide aus Pommern stammen, er Großbauernsohn und sie Arbeitertochter, dass beide Familien erst 1946 und 47 vertrieben worden waren, was mir völlig neu war, dass es das gab, denn das war doch dann nach dem Krieg. Sie waren zwar kurz vor Kriegsende schon einmal auf der Flucht gewesen, konnten dann aber noch einmal auf die Höfe zurückkehren. Er, Gerlach, hatte vor Kriegsende einfach die Schule abgebrochen und musste so nicht zum Militär. Er war in die Frau schon von Kindesbeinen an verliebt, hatte ihr als Kind einen Antrag gemacht, aber der Standesunterschied hätte eine solche Verbindung nicht ermöglicht.

Sie waren beide in unterschiedliche Gebiete umgesiedelt worden, er in den Westen und verheiratete sich, sie in den Osten, verheiratete sich ebenfalls und bildete sich weiter, arbeitete sich zur Chefsekretärin hoch und verwitwete. Sie hatten sich 59 Jahre nicht gesehen, dann fanden sie sich. Er, noch verheiratet, aber nach kurzer Zeit dann auch verwitwet. Da verkaufte er sein Haus in Schleswig Holstein und zog zu ihr in eine Zweieinhalbzimmerwohnung nach Königs Wusterhausen. Jetzt genießen sie die Jahre, die ihnen noch bleiben, fahren in der Gegend herum und essen mal hier und mal da. So glücklich kann man also noch im Alter sein.

Die Geschichte meiner Wanderschaft, die ja gerade erst angefangen hatte, hat sie nicht weiter verblüfft, weil sie doch aus meinen Worten spürten, dass darüber zwischen Dir und mir tiefes eheliches Übereinkommen besteht. Ich werde erst mal nicht mehr aus den nervösen Bewegungen Deiner Daumen lesen (Du hattest ja die Eigenart entwickelt, sie unaufhörlich umeinander drehend zu reiben), sondern mich darauf verlassen, was Du schreibst, und das ist ja voller bester Absichten. Dabei ist es doch erst ein einziger Tag, der noch nicht einmal ganz zuende gegangen ist.

Weder die Nächte mit Dir, noch die Kurzreise nach Hohnstein in der Sächsischen Schweiz, nicht das Osterfeuer, noch die Wanderung haben mich merklich ermüdet. Es ist, als wäre ein Damm gebrochen, seit mir gestern einige, die mich gar nicht kennen, so gut zugesprochen haben und auch hier im Hotel in Bestensee sind alle so ausnehmend nett zu mir, dass ich wohl selbst mit Liebeskummer ganz gut über die Runden käme. Aber es ist ja kein Kummer da, man kann das Leben in vollen Zügen genießen.

3 BESTENSEE-SUTSCHKETAL

Die Nacht war sternenklar und am Morgen hatten sich nur einige Schäf-
chenwölkchen am Horizont versammelt, um eine Projektionsfläche für die
noch unter dem Horizont stehende blutrote Sonne zu bilden. Alsbald kam
sie selbst zum Vorschein, um nach dieser Ouvertüre unscheinbare Farbe
anzunehmen und das zu sein, was es für die meisten Menschen ist, die eben
keine Frühaufsteher sind: Die Tagesbeleuchtung à la nature.

Das war nun wirklich ein opulentes Frühstück, während Du überlegst,
ob Du überhaupt etwas isst. Wenn ich Dich das nächste Mal sehe, wirst Du
wieder Idealfigur haben, während ich wohl nicht nur einen Hackenporsche
(meinen Rucksack konnte man schultern, aber er hatte auch Rollen) hinter
mir herziehen, sondern auch einen Bauch vorantragen werde. Wenn Du nur
weniger Bedenken hättest, Deinem Herzen, das einem doch nicht gehört,
wie es die Gräfin von Cosel, die Geliebte von August dem Starken,
ausdrückte, dann auch Gehör zu schenken. Dass Du schon wieder die
Treppe gewischt hast, zeigt mir, dass Du Dich weiter kasteist, während ich
hier das Leben einfach genieße. Ich hatte schon immer Bedenken, wie Du
mit Deinem Körper umgehst, sei es bei Krankheit oder sei es in der Liebe.
Ich habe heute mal meine Ellenbogen betrachtet und einen Haarwuchs
festgestellt, der ein deutliches Zeichen des Alters ist, das ich aber noch gar
nicht fühle. Die Pension hier ist fast leer, weil wohl alle außer mir immer
den Wetterbericht hören und danach sollte doch dieses Ostern ins Wasser
fallen, und was hat es uns jetzt für eine Sternennacht gegeben, welch
schönen Tag gestern und wie schön verspricht es heute zu werden. Was

kann einem außerdem passieren, als dass es ein bisschen regnet, hagelt oder schneit. Es werden ja nicht gleich arktische Temperaturen einziehen. Nur so etwas sollte doch eigentlich der Wetterbericht melden. Dass Aprilwetter ist, kann man auch ganz gut dem Kalender entnehmen. Denn der Winter ist ausgetrieben. Dazu war doch das Osterfeuer da, oder?

Der Weg durch das Sutschketal ist ein Rundweg und führt erst an im Wasser stehenden Erlen vorbei und es gibt Hocken von Riedgras, die aussehen, als wären sie kleine Hütten für ein Nachtlager. Ich sehe mir das genau an, aber darunter ist ein Holzgestänge und man müsste sich hineinbuddeln, wenn man darunter lagern wollte. Dann weiten sich die Wasserflächen, erst zu einem Tümpel, auf dem ein Schwan schwimmt, der sich mal tauchend, mal scheinbar sinnend erging. Dann führt der Weg an einem richtigen See vorbei, hart am Ufer, das ist der Krumme See. Ein asphaltierter Radweg führt anschließend bis nach Königs Wusterhausen, nicht gerade ideal fürs Wandern, aber den Hackenporsche, den ich allerdings nicht mithabe, könnte man gut nachziehen. Es ist unglaublich nah bis nach KW und ich gehe ins Neubaugebiet zu Lars' Wohnung. Er müsste eigentlich da sein, denn sein Auto steht am Platz, aber als ich klingle meldet sich niemand.

Da heißt es also, den Rückweg anzutreten, der diesmal durch die Ortschaft Krummensee führt und mich an eine Jugendliebe erinnert, die ein paar Tage eines Schulsommers gedauert hatte und ich mich nicht mal mehr erinnern kann, wie das Mädchen hieß. Wäre es nun ein Gotteszeichen, wenn ich ihr begegnen würde, sie natürlich gealtert wie ich, aber mir noch rechtzeitig der Name einfiele? Der Ort ist sehr schön, ein wenig hügelig und hat so eine Art Dorfanger mit nicht nur einer noch winterkahlen Eiche, sondern gleich zwei, die auch noch gut in Schuss sind. Da, wo eigentlich eine Kirche hingehört, ist wohl das schönste Haus, das vielleicht ein Pfarrhaus sein könnte, saniert, aber immer noch mit Flair. Am Seeufer haben sich einige Begüterte niedergelassen mit ihren neureichen Villen, aber es gibt auch Beispiele für eine moderne Architektur, die diesen Namen wirklich verdient. Irgendwann von dem Westweg wieder auf den Ostweg gewechselt. Da ich nun Stunden später wieder am Tümpel vorbeikomme, ist der Schwan immer noch oder wieder an der gleichen Stelle. Doch als ich ein Suchbild herstelle, wo er sich winzig klein ausnimmt, und es Corinna schicke, ist er plötzlich wie weggebeamt. Sie hält nichts von meiner Einsamkeits-Zufriedenheits-Idee, die ich ihr schreibe, sondern meint, er hätte nach Nestbaumaterial gesucht.

Erläuterung: Als ungeübter Naturbetrachter gab ich dem im Schlaubetal ansässigen Naturkind Corinna im Stillen Recht und schrieb es meiner Unerfahrenheit zu, dass ich gedacht haben könnte, der Schwan ergehe sich einfach so. Viel zu sehr war ich bei meiner Interpretation wohl von meinem eigenen Müßiggang ausgegangen.

Als ich das Gasthaus wieder betrete, ist es einigermaßen gefüllt und als erstes fällt mir die Frau des Paares ins Auge, denen ich gestern im Zeesener Gasthaus begegnet bin. Sie freuen sich, dass sie mich sehen, ich gebe ihnen die Hand und Gerlach, der es eigentlich mit den Knien hat, steht sogar auf. Das hat dann doch schon etwas Göttliches, diese Begegnung.

Ich versuchte beim Personal das WLAN herunterzuhandeln auf null Euro. Es handelt sich doch dabei nur um eine drahtlose Internetverbindung, die man sowieso bezahlt, doch die nassforsche Kellnerin erteilte mir eine Abfuhr: "Das wäre doch unfair gegenüber den anderen Gästen." Die schienen alle anstandslos zu bezahlen. Zähneknirschend ließ ich mir die endlose Nummer geben, die mir den Internetzugang ermöglichte, und es funktionierte sogar. Endlich mal wieder richtige Emails schreiben mit richtigen Gedanken. (Hätte ich mein Smartphone damals schon verstanden, hätte ich dieses als Internetverbindung benutzen können, doch das sollte ich erst Jahre später feststellen)

Zur Strafe habe ich hier im Gasthaus kein Mittag gegessen und mich erst auf einen Kaffee und ein Stück Torte wieder unten eingefunden. Daraus sollte dann eine Gewohnheit werden auf meiner Wanderung: tagsüber nur Kuchen oder einen kleinen Imbiss zu sich zu nehmen und natürlich nicht zu vergessen, den Kaffee mit richtiger Milch statt Kaffeesahne. Dann wollte ich es nochmal genau wissen mit dem WLAN, was denn dieser Service die Wirte eigentlich koste. Da haut mir doch die Wirtin an den Kopf, ich würde schon die ganze Zeit meckern. Nur weil ich mich mal erkundigt hatte, wie das mit den Zimmern für 18 Euro auf dem Schild draußen gemeint war, wo ich doch 50 bezahlte. Sicher haben sie auch meinen Computer gesehen und dachten, ich sei so ein Schreiberling, womit sie ja auch nicht ganz Unrecht hatten. Da verlangte ich natürlich das Gästebuch, sie erwidert jedoch, ich soll es ins Internet schreiben. Nichts gegen Geschäftssinn, doch ein bisschen Format sollte er dann schon haben. Das war das erste unangenehme

Erlebnis meiner Reise und ich musste mich mal wieder fragen, ob ich nicht doch ein unangenehmer Zeitgenosse bin, denn die Torten sind ganz ausgezeichnet und das Zimmer geht auch, und das WLAN funktioniert immerhin. Familie Gutzeit, diesen Namen für Provinzialität wird man sich merken müssen, aber wahrscheinlich haben sie es auch ein bisschen schwer, dass sie einem jeden Euro abjagen müssen.

Dann also ein bisschen Genuss des WLAN, das ja sein Geld wert ist, wenn man mindestens sechs Emails schreibt, was ich locker schaffe, denn da bist ja Du und andere sind auch noch zu bedenken. Ich also voll in Korrespondenz, während andernorts an "Gedichten" und "Märchen" gebastelt wird und Du endlich meinem Rat folgst, Dich in der Natur umzusehen, allerdings immer noch mit dem Habitus der geistig betrogenen Ehefrau. Besser kann man es nicht haben. Wenn man doch immer nur geistig betrogen würde. Geist allerdings ist dafür die Voraussetzung.

Dann entdeckte ich, dass man eine Telefon-Flatrate, wie ich sie habe, auch nutzen sollte, quatschte erst mit meinem Freund, Herrn Trebstein, der immer noch den Erfolg verbuchte, dass er mir nach Jahren mal wieder eine Email geschrieben hatte und der zur Rückkehr oder mindestens zu täglichen Telefonaten mit Dir riet. Auch Du hattest ja geäußert, dass Dir meine Stimme zu hören entgeht. Ich also angerufen und Du verlangst, dass ich meiner Vertrauensperson (Corinna) nicht mehr schreibe, was Du mir geschrieben hast. Ich verspreche es – pacta cervanti. Dann fragst Du mich, ob ich Deine Emails noch nicht gelesen habe. Hatte ich glücklicherweise nicht, sonst wäre ich wohl in weniger guter Stimmung gewesen.

Wir sprachen bis Lars, mit dem ich mich inzwischen verabredet hatte, einschwebte – zu unserer Seelenbegegnung – und da konnte ich natürlich auch schlecht mal kurz die Email aufmachen, um mir die Haare über Deine verletzenden Werke zu Berge stehen zu lassen. Also las ich sie erst, als ich "nach Hause" kam. Zunächst dachte ich mir gar nichts dabei, dass ich ein in vergiftete Worte eingesponnener Satyr sei, den es auch noch zu retten galt, wobei diese ganze Soße schon fertig war, und ich nur noch ein Sahnehäubchen aufzusetzen hatte in Form eines Schlusses, der dann auch mal von mir sein durfte. Du hattest inzwischen aber gleich mal noch einen weiteren Pfeil gedrechselt. Nun war ich auch noch ein gänsefressender Fuchs:

Fuchs und Gans

Vertrau mir, sagt der Fuchs zur Gans
und lädt sie ein zu einem Tanz.
Die Gans nicht lange überlegt
und gleich ihr schönes Tanzbein hebt.
Der Fuchs ganz schlau und listig scheint,
es wirklich ehrlich mit ihr meint,
nimmt sie beim Arm und dreht sie sacht,
sie tanzen so die ganze Nacht.
Die Gans verliebt sich in den Roten
und ist bestimmt gleich bei den Toten.
Der Tunichtgut, der säuselt fein:
"Sollst allzeit mein Liebste sein."
Ihr schmilzt das Herz von so viel Liebe,
gib acht, denn stets gibt's danach Hiebe.
Was tut er da, der schlimme Wicht,
ach weh, ganz nah an ihr Gesicht.
Pass auf, der Lump wird dich gleich töten,
man sieht die Gans so sehr erröten.
Doch nicht nach Mordlust seht sein Sinn:
ins Bette will er mit ihr rinn.
Dort legt er sie ganz sacht hernieder
und streichelt ihr die schönen Glieder,
küsst sie an Stellen, nicht verraten,
so sind des Fuchses schlimme Taten.
Wie wird es ausgeh'n, fragt man sich,
und ich, ich sag, ich weiß es nicht.
Sie küsst ihn, wie noch nie zuvor
und säuselt leise ihm ins Ohr:
"Ich dumme Gans, hätt ich's geahnt,
hätt ich uns längst den Weg gebahnt,
denn wer sagt, dass nicht Fuchs mit Gans
gemeinsam gehen kann zum Tanz."
Der Fuchs verzichtet auf das Fleisch
das Gänsebett, sein Himmelreich.

A.R. 09.04.2012

Lars hatte ich noch vollmundig die Gewissheit vermittelt, dass wir das schon schaffen würden und jetzt sah ich mich mit solchen Schlägen konfrontiert, die doch aber die ~~Natur haben~~, aus der Seele gesprochen zu sein. Ich war total geschafft.

Fast alle, mit denen wir Kontakt haben, sind in irgendwelchen Beziehungsproblemen, trennen sich gerade oder sind schon getrennt. Man könnte meinen, dass nicht eine intakte Bezeihung, sondern eine zerrüttete der Normalfall ist.

Natürlich traf das auch auf Lars zu, der der Vereinsvorsitzende von unserem Dichterclub der UnDichter ist, dem ich seit etwa zehn Jahren angehörte. Er ist Mitte vierzig, gutaussehend und mit einer festen Anstellung als Deutsch- und Geschichtslehrer, aber er hatte immer noch nicht die Frau gefunden, die zu ihm passt. Offenbar konnte er sich auch nicht für eine richtig entscheiden. Jetzt war er wieder einmal vor eine solche Entscheidung gestellt worden zusammenzuziehen – er konnte sich aber nicht entschließen und daran scheiterte auch dieser Versuch. Im Dichterclub war es üblich, seine neuesten Werke vorzustellen und zu diskutieren, wobei einige den Ton angaben, die gar nicht mehr selbst so viel hervorbrachten. Ich konnte mich nie mit diesem Verfahren anfreunden, sondern hänge mehr der Produktidee an, die besagt, dass, wenn man selber von seinem Elaborat überzeugt ist, die Arbeit daran dann auch beendet ist und man das Werk nur entweder als gelungen oder misslungen einstufen kann. Meine Empfehlung an ihn, sich mal etwas rar zu machen und sich selbst etwas Gutes zu tun, da ja auch gerade Ferien waren, lief ins Leere. Überhaupt bin ich nicht der Mensch, der anderen etwas nahe bringen kann, was ich selbst als sinnvoll herausgefunden habe. Diese mangelnde Ausstrahlung, die für mich der Normalfall ist, machte mich auch ganz sicher, dass ich mich nicht in einem psychotischen Zustand befand, aber die Ahnung war schon da, dass ein solcher bald herankäme.

4 NOCHMAL ZURÜCK, DANN GÖRSDORF

Nach dieser fast durchwachten Nacht, weil es doch schien, als ob Du mir unbedingt etwas am Zeuge flicken willst und das WLAN bis zur letzten Minute nutzend, war ich schon seit vier auf und wollte einen Zug früher nach KW fahren als beabsichtigt, dass ich Dich vielleicht noch einmal sehen könnte. Als ich 6:15 Uhr mit gepackten Sachen noch einmal an der Küche klopfte und mich verabschieden wollte, war die Angestellte so nett, dass sie mich dringend noch zu einem kleinen Imbiss einlud. Wenigstens einen Kaffee sollte ich trinken. "Das schaffen Sie schon noch", ermunterte sie mich. Sie war extra wegen mir erschienen, denn immer noch war ich der einzige Pensionsgast und nicht einmal Monteure waren da. Ich trank den Kaffee, aß noch eine Kleinigkeit und dann stürzte ich halb im Laufschritt mit meinem Rucksack los. Den hätte ich auch da lassen können, denn ich würde ja an diesen Ort zunächst zurückkehren, aber ich konnte ja der Loyalität der Wirte nach der Abreibung am Vortag nicht sicher sein.

An der Bahn war die Schranke zu und ich wollte schon einfach rübergehen. Da sagte eine junge Frau neben mir, dass doch noch Zeit sei und erst der Zug aus der Berliner Richtung käme und die Schranke dann noch mal aufgehen würde. So war es dann auch. Ich hielt mich neben ihr und sagte, dass ich doch noch eine Fahrkarte brauche und wie schwierig das immer an den Automaten sei. Darauf sie, der Automat sei ohnehin kaputt und dass ich dem Schaffner nur zu sagen brauche, dass ich hier eingestiegen bin und dann bekäme ich eine bei ihm. Und so war es dann auch.

Bis nach Eichwalde brauchte ich nur eine halbe Stunde. Ich hatte in der Nacht ja auch noch ein Gedicht für Deine Chefin Birgit, die Kindergartenleiterin, geschrieben, natürlich ohne jede Grundlage, denn keiner hatte mich ja darum gebeten. Glücklicherweise hatte ich am Morgen noch nicht in die Emails geguckt, denn auf meine etwas harsche Äußerung zu Deinen Seelenzuständen mit Fuchs und Satyr, die ich inzwischen sein sollte, hattest Du noch einigermaßen abweisende Nachrichten nachgeschoben, die unsere Absprache aufheben sollte, dass ich morgens die Blumen für Birgit besorge.

Ich druckte also im Schreibwarenladen, der schon um sieben auf hat, das Gedicht aus und steckte es in eine Zeitung, die ich vorher gekauft hatte. Später merkte ich glücklicherweise noch, dass ich den Memory Stick dort vergessen hatte. Ganz so ausgeschlafen war ich offenbar doch nicht. Ich setzte mich auf eine Bank und stellte mir vor, dass Du doch irgendwie vorbeikommen müsstest und ich Dich dann anrufen würde und wir uns unverhofft sähen, aber irgendwie kamst Du ungesehen vorbei (negatives göttliches Zeichen?).

Der Blumenladen machte etwas eher auf und es gab eigentlich nur einen Blumenstrauß, der in Frage kam, den ich aber ein bisschen zu altersmäßig fand, so dass ich erst einen Strauß binden lassen wollte, mich dann aber doch für den fertigen wunderschönen Strauß entschied. Ich durfte in dem Laden auch meinen Rucksack stehen lassen, ging zum Kindergarten und da es noch vor acht war, dachte ich, dass ich Dich vielleicht noch gar nicht antreffen würde. Doch Du warst da und sahst völlig normal aus, nicht wie eine übernächtigte Frau oder irgendwie nervös, warst eben in Deinem Element.

Dann zogst Du mich in die Küche und wir leisteten uns noch einmal den Treueschwur. Du warst sehr hingebungsvoll, doch das sollte sich noch rasant ändern an diesem Tage, den Du damit ausklingen ließt, zu behaupten, ich würde Dich mit Füßen treten. Wieder verschwandst Du einfach, kein Winken, Tür zu und gut. Wieder hing ich mit den Emails zurück und hatte die kühlen Erwiderungen noch gar nicht gelesen, in Anbetracht derer ich Dein liebes Verhalten hätte mehr relativieren müssen.

Beschwingt wanderte ich also erst mal zur Sparkasse, um die Geldkarte wieder abzuholen, die der Auszugsdrucker ein paar Tage vorher einbehalten hatte. Ein bisschen ging es ja nicht mit rechten Dingen zu, denn man hatte doch angerufen bei Dir und ich hatte die Sache ja noch nicht mal reklamiert. Eines der kleinen Rätsel, die göttliche Fügung sein könnten, aber ebenso gut auf die Allwissenheit der Banken in Datendingen zurückzuführen sein könnten. Bevor ich hineinging, rief ich noch mal bei meinem Vater an, den wir Söhne immer Vadder nennen. Es hätte ja alles noch schiefgehen können und ohne Geld war die Wanderung schlecht fortzusetzen. Aber die Mitarbeiterin war sehr freundlich und erklärte mir, dass es wohl an der abgebrochenen Ecke der Karte gelegen haben müsse und sie mir eine neue bestellt hätte, wenn ich nicht gerade auf Reisen gehen würde. Ich versuchte noch meinen Sohn Julius anzurufen, weil ich dachte, ich könne ihn noch kurz sehen, denn es waren ja Ferien, aber er ging nicht ans Telefon.

Die Rückfahrt klappte einwandfrei, so dass ich dann schon halb elf wieder in Bestensee war. Ich machte einen kleinen Abstecher zu Frau Senst, der Bibliothekarin, die in Bestensee wohnt, und wie schön war dies Gespräch doch, wo man sich mal so richtig von dem Hickhack erholen konnte. Ich aß vier Stücken Kuchen und endlich mal kein Wort über meine Frau, außer in meinen Beschreibungen der letzten Tage immer mal am Rande, wo es um die Entstehungsgeschichte eines Gedichtes für ein Ehepaar aus dem Vorwerk von Waltersdorf ging, die eine Hochzeit mit dem Gedicht bedacht wissen wollten und ich von dem kleinen Wunder berichten konnte, dass Corinna dazu einige Verse geliefert hatte, die sie, wortgewaltig, wie sie sich selbst einschätzt, mal eben aus dem Ärmel geschüttelt hatte, als ich schon völlig an der Aufgabe verzweifelt gewesen war. Da ich meine diesbezüglichen Versuche in der Bibliothek gestartet hatte und in der Unruhe dort gar nichts anfangen konnte, hatte Frau Senst mitbekommen, dass mir die Sache nicht sonderlich von der Hand gegangen war.

Frau Senst ist wirklich eine tolle Person und rührte mit keiner Bemerkung an mein Problem, das sich doch jeder aus meinen seltsamen Plänen leicht zusammenreimen konnte. Sie hat eine schöne und großzügige Wohnung. Nachdem wir uns etwa eine Stunde unterhalten hatten, zeigte sie mir noch ihren Garten, in dem zwar nicht allzuviel blühte, der aber sehr schön angelegt ist, was wohl auch auf die Aktivitäten ihres Bruders zurückzuführen war. Ihre Mutter habe ich leider nicht kennengelernt, dabei hatte ich für sie ja schon ein Auftragsgedicht geschrieben, das zwar auch ein bisschen verbesserungsbedürftig gewesen war, aber irgendwie habe ich Mitgefühl mit ihr. Frau Senst verabschiedete mich auf den Weg und erkundigte sich auch, ob ich denn ein Messer hätte, denn man wisse doch nie, was einem so passieren könne. Ich zeigte es ihr und sie war beruhigt. Das ist kein Messer zum Umbringen, aber ein bisschen Respekt kann die stehende Klinge schon einflößen. Das war nun die eigentliche Verabschiedung auf die Reise und ich trat keinen mit Füßen, wie Du später schreiben solltest, sondern nur die Straße hatte ich unter den Füßen.

Der Weg nach Gräbendorf hat einen Radweg und da konnte ich den Hackenporsche gut hinter mir herziehen, immer ein wenig in Sorge, dass die Räder auf der langen Strecke irgendwann einmal versagen würden. Deshalb fragte ich bei Kramers, einem Schulfreund von Julius, noch nach Fahrradöl, was Frau Kramer wohl so verwundert haben muss, dass sie Dich gleich angerufen hat. Dann noch der endlose Weg bis Prieros, wo es nun so weit war, dass ich etwas essen wollte.

Ich kehrte ins Gasthaus "Zum alten Fritz" ein und bestellte eine Cola und ein Bauernfrühstück. Dann erinnerte ich mich an den guten Wein, den wir in der Sächsischen Schweiz getrunken hatten und versuchte es mit einem Merlot, der natürlich bei Weitem nicht so gut war, wie der, den ich mit Dir getrunken hatte und ich Dich nochmal auf das Thema angesprochen hatte, auf das Du immer so heftig reagiertest, nämlich auf XY.

Danach ging ich noch in den Ort und versuchte, ob es wenigstens ein Mal klappt mit der Geldkarte, der doch schon ein Jahr lang eine Ecke fehlte und siehe da, sie kam wirklich wieder raus und das Geld stimmte. Dann ging ich noch in eine Bäckerei und leistete mir noch einen Kaffee mit richtiger Milch und ein Croissant. Wieder war die Bedienung sehr freundlich und es stellte sich heraus, dass sie aus Görsdorf war, wo ich ja hinwollte. Da wusste ich noch nicht, dass Görsdorf ein Ort ist, in dem es gar nichts gibt – außer einer recht hübschen Fachwerkkirche.

Die letzten Kilometer zogen sich hin und ich wagte nicht, den Görsdorfer Weg zu nehmen, der östlich am Kolberg vorbeiführt und mir einige Zeit erspart hätte. An der letzten Ecke unterhielt ich mich mit einer Frau, die gerade in ihrem Garten arbeitete und die ich nach der Pension fragte, zu der ich wollte. Es konnten nur noch zwei Kilometer sein, aber sie kannte das Haus nicht einmal. Nach einiger Zeit kam ich aber doch an. Der

Inhaber zeigte mir das Zimmer und es sollte sich herausstellen, dass es nicht beheizt wurde, ich aber trotzdem gut schlief und er mir, nachdem ich festgestellt hatte, dass es gar keinen Bäcker gibt, zu dem man hätte Frühstücken gehen können, wie er es mir nahegelegt hatte, dann doch ein Frühstück anbot. Auch versprach er immer wieder, dass die Heizung gleich warm würde, aber wer beherrscht schon die Technik, wenn diese Geld kostet.

Inzwischen erfuhr ich noch von einer Storchengeschichte Corinnas, die sie mir aber noch nicht zugesandt hatte. Tagsüber hatte sie geschrieben, dass sie als Kind in einer Laienspieltheatergruppe war, wo sie mit Leidenschaft die bösen Rollen gespielt hat, weil sie doch der guten im Leben schon genug hätte. Ich finde das sehr anziehend, wenn jemand so ehrlich ist. Auch, dass sie mal Grund zur Eifersucht sein soll, fand sie sehr amüsant und war ihr noch nie passiert. Ach wenn Du mir doch erlassen würdest, dass ich nicht schreiben darf, was Du mir so auftischst. Vielleicht ist das auch nicht so klug von Dir, denn so kann ich dort meine Wehwehchen, die doch jeder vernünftig denkenden Frau auf den Keks gehen müssen, nicht loswerden und erscheine Corinna vielleicht noch als der Held, der das alles mit sich selbst ausmacht.

Dann kam noch die liebe Email von Dir, wo Du schriebst, wie schön das mit dem Singen gewesen sei (wir sind beide in einer Singegruppe, die sich immer bei uns zu Hause traf) und dass sich alle nach mir erkundigt hätten und dass sich die andere Altstimme neben Dir, Conny, sehr über den Blumenstrauß gefreut hätte (sie hatte Geburtstag gehabt). Damit hätte es gut sein können. Ich habe Dich ja auch in einem Chaos zurückgelassen, was eigentlich unverantwortlich ist. Du weißt aber im Grunde, dass es unter den gegebenen Umständen, da Du nicht mehr alle Herzensregungen mit mir teilen willst, die einzige Möglichkeit war.

Gestern Abend hatte ich jedenfalls keine gute Stunde und habe mich sehr danach gesehnt, dass noch jemand schreiben würde. Ich konnte nicht ahnen, dass auch Du noch schlaflos warst, aber eher geneigt, die Messer zu wetzen und mir gleich am ersten Tag den Laufpass zu geben. Aber ein lieber Gott ließ mich schlafen, so dass mir so war, als läge ich zu Hause, in dem Nest, das Du nun weiterbaust und angeblich nicht mehr weißt, wofür.

Eine Internetverbindung für meinen Labtop hatte ich nicht, da ich ja noch nicht wusste, dass man das mit dem Handy bewerkstelligen kann. Die Emails konnte ich ja mit dem Handy abrufen, aber auf diesem Gerät welche zu schreiben war eine Tortur. Ich bewundere immer die jungen Leute, die ihre Finger durch endlose Computerspiele trainiert haben und mit den Daumen fast so gut schreiben können wie unsereins auf der Tastatur. Nicht dass ich besonders schnell wäre auf der Tastatur, aber es entspricht etwa der Geschwindigkeit meiner Gedankengänge, während es auf dem Handy so schleppend geht, dass ich zwischendurch immer schon wieder vergessen habe, was ich eigentlich schreiben wollte.

Ich liebe es, mich in Pensionen oder Hotels aufzuhalten, weil es da nur das Notwendigste gibt, was man zum Leben braucht und man durch nichts abgelenkt ist. Einen Fernseher, wenn einer vorhanden ist, benutze ich nicht, sondern gebe mich lieber der Langeweile hin, die einen dann manchmal befällt. Lieber stelle ich mich dieser, als mich berieseln zu lassen. Als junger Physiker hatte ich schon einmal ein Vierteljahr in einem Hotel in Göttingen gelebt, als ich dort an einem Max-Planck-Institut als Postdoc noch zu DDR-Zeiten gearbeitet habe.

Auch mein Gepäck bestand nur aus dem Notwendigsten, zweimal Unterwäsche, ein Hemd zum Wechseln und zwei Paar Socken, sowie ein Pullover. Für alle Fälle hatte ich auch zwei Puppen mit, einen Kasper und einen Drachen. Das war die Minimalausstattung für ein Stegreifspiel, das ich mir vorstellte bei irgendeiner Gelegenheit mal zu geben. Schon von Kindheit an, hatte ich immer mal Kaspertheater gespielt oder eben mit einer Puppe etwas dargestellt, das von meiner unbedeutenden Person ablenkte und das Erzählte in einen anderen Mund legte. Der Drache ist dabei so etwas wie das Haustier des Kaspers. Beide waren von Dir gemacht, Produkte Deiner unerschöpflichen Fertigung von Selbstgebasteltem. Und immer sahen sie so perfekt aus, dass man denken konnte, man hat es mit einem kommerziellen Erzeugnis zu tun.

5 RUND UM DEN WOLZIGER SEE

Nach einem tollen Frühstück bestehend aus einer Kanne Kaffee, vier halben Brötchen und einem Joghurt, bekomme ich noch einige Emails von Dir, die alle keinen Betreff und keine Anrede mehr enthalten. Ich lese von Deinen Gedanken, die sogar so weit gehen, dass Du aus dem Leben gehen willst. Ich war schon fast so weit, meine ganze Wanderung abzubrechen, denn diese Härte kann ich nicht gegen Dich aufbringen. Wie ist so etwas möglich nach einem einzigen Tag?

Als ich dann das Haus verlasse und schon auf der Straße bin, hält die Frau des Besitzers im Vorbeifahren noch einmal an und kurbelt die Scheibe herunter. Sie sagt, ich könne nicht am See direkt entlang gehen, sondern müsse durch die Dörfer, eben die Wege entlang. An denen befinden sich lauter verloddterte und trotzdem mit Werbeaufschreien versehene Ferienobjekte, bei der jeder eine andere Idee zu haben scheint, was es Besonderes damit sei. Aber die Menschenleere spricht eine deutlichere Sprache. Es ist unvorstellbar, dass keiner da ist, trotz guten Wetters und obwohl in Brandenburg Ferien sind.

Da komme ich an ein renoviertes Haus mit Bungalowsiedlung, an dessen Zaun ein Schild befestigt ist: Literaturseminar. Da werde ich natürlich aufmerksam, gehe hinein und klingle am Haupthaus, aber nichts rührt sich. Ich gehe zwischen den schneeweißen Bungalows zum See hinunter. Plötzlich steht eine Frau am anderen Ende des Weges, von dem ich doch gerade hergekommen bin. Wir sprechen über das Konzept des Hauses und ich weise auf meine Bindung an die UnDichter hin. Sie hätte davon schon einmal gehört, sagt die Frau, die genau von dem Typ ist wie die Leiterin des Mehrgenerationenhauses in Königs Wusterhausen. Sie sagt, dass sie im Jean Itard Zentrum arbeitet und gibt mir zwei Hinweise, was ich auf dem Weg unbedingt noch ansehen sollte, wobei sie allerdings nicht so in der Lage ist, die Kreuzungen so zu beschreiben, dass man etwas damit anfangen könnte.

Die erste dieser Sehenswürdigkeiten ist ein Zuckerbäckerhaus, das ein steinreicher Algerier hat renovieren lassen, der allerdings auf zweifelhaftem Wege zu Reichtum gekommen sein soll und jetzt im Gefängnis sitze. Dieses Herrenhaus liegt direkt an einem nördlichen Zu- oder Abfluss des Sees und allein der Zaun mit vergoldeten Spitzen muss ein Vermögen gekostet haben. Daneben kann man auf die Mole hinausgehen, die der Reiche auch erst abgezäunt hatte, dann aber seinen Zaun doch wieder zurücksetzen musste. Ich gehe also auf die Mole hinaus, die einfach eine schmale Landzunge ist und mache das Foto vom Wolziger See mit Kolberger Turm ganz im Hintergrund, das ich Dir auch gleich schicke, weil doch Deine Mails so kläglich waren, dass es mir das Herz erweichte.

Dann kam ich tatsächlich an dem Jean-Itard-Zentrum vorbei. Auch da war die Tür offen und ich ging hinein. Das ist eigentlich eine Auffangstation für Problemkinder, die dort auch beschult werden. In den zwei großen Gebäuden finden gerade mal 26 Kinder und Jugendliche Aufnahme, von denen aber keiner zu sehen war. Das diensthabende Betreuungsteam, welches wohl insgesamt aus mindestens zehn Personen bestehen musste, saß in der Kantine und aß zu Mittag. Als man meiner ansichtig wurde, kam einer heraus und fragte mich, was ich hier wolle. Erstaunlich war, dass er schon ein wenig verlegen war, als ich ihn nach Jean Itard fragte, dabei ist es mir später ein Leichtes gewesen, zu Hause wenigstens mal in Wiki nachzusehen. Er ist nämlich ein Zeitgenosse Goethes gewesen und war eigentlich Arzt, hat sich aber auch der Gehörlosenpädagogik verschrieben, was auf dieses Zentrum nun nicht so ganz passt, auch wenn man davon ausgehen kann, dass diese Kinder auch nicht besonders gut "hören" dürften. Bekannt wurde Itard allerdings dadurch, dass er sich um ein Kind gekümmert hat, das seinerzeit (1799) nackt und verwildert in Frankreich aufgefunden wurde und damals für Furore gesorgt hatte. Wenn man aber wie in diesem Zentrum einen Vollbeschäftigten auf etwa drei Kinder braucht, dann könnte man vielleicht auch die Eltern bezahlen, dass sie sich ordentlich um ihre Kinder kümmern.

Die nächste Station war das Jugendbildungszentrum Blossin, wo Du doch letztens mal eine Weiterbildung hattest. Es war ein Zufall, dass genau an dem Tag und der Stunde die erste Kindergruppe das "Forscherhaus" besuchen sollte. Nachdem ich mich mit der jungen Lehrerin ein bisschen unterhalten hatte, nahten die Kinder auch schon, die dann aber leider doch erst zum Essen beordert wurden. Die Innenarchitektur, in Brauntönen gehalten, hat mir gut gefallen, aber den Utensilien, die alle noch in Kisten herumstanden, wie Luftballons, Wäscheklammern, Hämmer und Hand-bohrer, konnte ich keine forscherliche Substanz zuordnen, sondern es sah eher nach Spielzeug aus. Die junge Absolventin schien es auch sehr weit zu fassen, was man an forschenden Aktivitäten mit diesem Equipment erwarten darf. Es war die Rede von Theorien, die die Kinder selbständig aufstellen und umsetzen würden, was dann schon wirklich Forschung wäre. Allein, mir fehlte der Glaube daran, dass sich selbst überlassene Kinder in bloßer Gegenwart zweier junger Frauen auch nur irgendetwas zuwege bringen würden.

Man sieht sich den Ort Blossin, der wie ein Blinddarm von der Straße abgeht, wahrscheinlich auch selten an, aber als Fußgänger geht man schon mal hinein und siehe da, da ist ein renoviertes Herrenhaus und es steht ein großes Schild dran: "Seminarhotel". Die Tür ist nur eingeklinkt und ich gehe in den Park, der einigermaßen verloddert ist, aber schön. Zwischen zwei Bäumen ist ein stabiles Band in Kniehöhe gespannt und es liegen ein paar Sachen herum. Ich setze mich auf eine weiße Heckenbank und betrachte die herrliche Platane. Da kommt ein schwarzer Jugendlicher mit Rasterlocken aus dem Schloss und setzt sich auf das Band, hat offenbar nichts zu tun. Kurze Zeit später kommt so ein Hausmeistertyp und komplimentiert mich etwas unhöflich hinaus. Da wird mir klar, dass auch dieses Schloss so eine Auffangeinrichtung für gescheiterte Jugendliche ist.

Draußen schaue ich mich um und sehe in einiger Entfernung eine alte Frau (oder eine Puppe?) an einer Hauswand lehnen. Als ich näher komme, fällt mir auf, dass sie zwei Stöcke in den Händen hat und wahrscheinlich schon lange dort steht, denn es gibt ja keine Menschen, also ist keiner für sie zum Unterhalten da. Wir kommen ins Gespräch und sie lässt mich raten,

wie alt sie ist. Ich untertreibe erst etwas mit 85, dann tippe ich wahrheitsgemäß auf 95 und sie sagt mir, sie sei 94. In ihrem Garten, der die Schloss-
gärtnerei war, steht ein offenes halbrundes, übererdiges Gewölbe, das schon
zu einem Viertel zugewachsen ist – das Eishaus. Obwohl sie mir gegenüber
völlig hilflos ist, führt sie mich in den Garten und zeigt mir das Eishaus, das
eigentlich nur noch ein halbes ist, von der anderen Seite. Dann sehe ich,
dass ihre Pforte an der Vorderfront auf die Chaussee führt und frage, ob
man da heraus kann. Sie sagt, sie könne sie aufschließen und macht mit
ihren beiden Stöcken den ganzen Weg (ca. 100 m) einmal für mich, um
aufzuschließen, und dann wohl auch wieder zurück, während ich bereits auf
der Straße unterwegs bin, die, nun schon auf der anderen Seite des Sees,
nach Kolberg führt.

Dort angekommen, muss ich feststellen, dass die beiden Kneipen zu
sind und das Mittagessen demzufolge ausbleiben muss. Eine Chance
besteht vielleicht noch bei "Teamgeist", einer Einrichtung für kollektiv-
bildende Firmenhappenings. In diese Idee sind einige Euronen investiert
worden, aber auch das ein Geisterort. Ich gehe um einen Flachbau. Es gibt
eine riesige Terrasse mit vornehmer Bestuhlung und einen riesigen Gastraum. Alles steht offen und es brennt Licht. Ich komme zum Eingang zur
Küche, die ich aber nicht zu betreten wage. Ich läute die Saalglocke, dennoch lässt sich keiner sehen. Draußen ist noch ein beachtliches Festzelt mit
Designermöbeln, aber kein Mensch da. Ich gehe in ein anderes Gebäude,
wo Büro dransteht. Natürlich auch da niemand, aber die Tür ist offen. Ich
gehe hinein und rufe, und tatsächlich zeigt sich ein junger Mann, der sich
auch einigermaßen in der Gegend auskennt. Er bietet mir an, beim "Zaun-
könig" anzurufen, einer Pension, die noch an meinem Weg läge, doch auch
das ist eine Fehlanzeige. Er sagt mir, dass der nächste *hotspot* in Prieros
wäre, doch da war ich ja schon mal essen und es ist auch 5 km entfernt. Da
könne ich gleich nach Storkow wandern, stelle ich resigniert fest. Als ich
meine Absicht äußere, noch den Turm zu besuchen, sagt er, da wäre ja
noch der "Pfauenhof".

Die Zigaretten sind auch alle und ich versuche zu dem berühmten
Kolberger Turm zu gelangen, den man weit ins Land hinein sieht. Ist man
allerdings an dem Berg, wo er steht, sieht man ihn gar nicht. Ich muss mich
nach der Richtung durchfragen, was bei überhaupt nur einer gesichteten
Person nicht so einfach ist. Auch den "Pfauenhof" habe ich auf diesem

Wege zufällig gefunden. Wieder das Grundstück offen, aber kein Mensch da, keinerlei Betrieb, obwohl es dort mindestens zehn Bungalows zu mieten gäbe. Totentanz. Also weiter den Turm gesucht.

Der Turm ist von einem militärischen Gebäudekomplex umgeben und das Objekt abgesperrt. Nur ein Denkmalsschild weist darauf hin, dass man dieses Ensemble bewahren möchte. Erstaunlicherweise gibt es keine Zeichen von Vandalismus. Wahrscheinlich haben die Vandalen nicht das Glück gehabt, dass ihnen die eine der überhaupt nur möglichen Personen den Weg gewiesen hat.

Als ich wieder in meiner Pension ankomme, nieselt es ein wenig. Notfalls habe ich noch einen Brotkanten und Schinkenspeck, aber mein ehemaliger Kollege Alex, der in Fürstenwalde wohnt, ruft an und lädt mich ein, mit ihm zusammen in Storkow abendessen zu gehen. Das wären sonst 5 km Fußmarsch gewesen und 5 km zurück.

Als ich in meiner beruflichen Tätigkeit mich schon mehr auf das Email- und Gedichteschreiben verlegt hatte und mir die beruflichen Obliegenheiten als Projektleiter immer gleichgültiger geworden waren, war er es, der jeden Morgen neben meinem Schreibtisch stand und mir dieses und jenes, was zu erledigen wäre, ans Herz legte. Es ist eine Freundschaft, die sich auch über mein Ausscheiden aus der Firma erhalten hat. Auch zählte er zu den Talenten, die ich entdeckt hatte. Das war eine besondere Stärke von mir, die Fähigkeiten von außerordentlichen Talenten wahrzunehmen und sie für eine Tätigkeit bei uns zu interessieren.

Als ich öfter mal wegen meiner Erkrankung ausfiel, brachten die meisten dafür wenig Verständnis auf oder gingen über diese Ausfälle hinweg. Sie wollten am liebsten nichts damit zu tun haben. Das war bei Alex anders. Auch ist er ein ungewöhnlich begabter Konstrukteur, der allerdings immer ein bisschen Unzufriedenheit mit seiner jeweiligen beruflichen Situation mit sich herumtrug. Ich habe immer versucht, diesen Missmut etwas abzuschwächen und ihn auf die positiven Seiten hinzuweisen, aber grundsätzlich ändern konnte ich es nicht.

In vielem waren wir allerdings der gleichen Meinung und so war er auch meiner Idee der Wanderschaft schon ein bisschen aufgeschlossen. Allerdings ist er ganz Familienmensch und würde seine nächsten nicht für so lange Zeit verlassen. Wie lange das bei mir sein würde, konnte ich zu diesem Zeitpunkt noch nicht einmal sagen.

Jetzt bin ich wieder hier in der Pension und Alex und ich haben uns ganz gut unterhalten, aber vor allem einigermaßen gegessen. Auch er ist der Meinung, dass ich wohl nicht auf dem Trip bin. Das ist mir schon ein bisschen wichtig, denn er kennt sich in solchen Dingen aus. Obwohl ich gern noch einen Tag hiergeblieben wäre, weil alles so entspannend ist, buche ich ein Hotelzimmer in Wendisch Rietz für 55 Euro und mit nur einer vagen Aussicht auf ein WLAN dort, weil es erst heute repariert werden soll. Das sollte dann allerdings ein so nobler Aufenthaltsort werden, dass ich ihn dringendst meinem Dichterfreund Lars zur Reparatur seiner lädierten Liebesbeziehung empfahl.

6 GÖRSDORF-WENDISCH RIETZ

Heute habe ich ein bisschen geschummelt. Der Wirt musste sein Kind zum Kindergarten bringen und die Einrichtung war so klein und niedlich, dass ich am liebsten mit dem Kasper gleich mal einen Auftritt ausprobiert hätte, und dann hat mich der Wirt noch bis zum Aldi in Storkow gefahren. Den heruntergekommenen Eindruck von Storkow hatte ich ja schon am Vortag aus Alex' Auto wahrnehmen können und die wohl auch bedeutendste Sehenswürdigkeit, die Burg, die allerdings geschlossen war.

Aldi liegt genau in der Richtung am Ortsausgang, in die ich auch wollte, also beginnend vom total sanierten Armeeobjekt auf der rechten Seite und linkerhand die Neubauten, die auch renoviert sind und einst als Wohnungen für die Militärs dienten. Es führt ein Radweg längs der Straße, der sehr glatt ist und ich wieder einen auf Hackenporsche hätte machen können, wenn nicht zu befürchten gewesen wäre, dass er dann durchweicht, denn der Eindruck der totalen Glattheit rührte zu einem Gutteil von dem Wasserspiegel her, den der Regen dort gebildet hatte. Leider habe ich ja den Regenschutz für den Rucksack, den Du mir noch empfohlen hattest, nicht mitgenommen und da musste ich eben schleppen. Es waren allerdings nur sechs bis sieben Kilometer bis zum Hotel in Wendisch Rietz, das nun ganz aus dem Ei gepellt erschien, aber trotzdem waren nur wenige Menschen zu sehen. Das Hotel liegt gleich neben der Saunawelt, die Vadder und Christel, seine Lebensgefährtin, und auch mein Freund Alex immer mal besuchen.

Ich stellte meinen Rucksack im Hotel unter, es war erst halb zwölf, und ging zum Scharmützelsee, vorbei an lauter Ferienhäusern, mit denen sie die ganze Gegend bepflastert haben. Auf dem Steg war ein Pärchen mit zwei kleinen Kindern. An einer Ausleihstation für allerlei Wassersportgeräte trank ich einen Kaffee und bekam dazu tatsächlich richtige Milch. Ich erzählte dem Mann, dass ich unbedingt mal zum Springsee will, wenn ich schon einmal hier bin. Er kannte sich gut aus und fand das alles nicht sonderlich weit. Er holte einen Plan vor und zeigte mir eine Gaststätte am äußersten Südzipfel des Springsees. Die hätte bestimmt geöffnet. Ich aber hegte nach meinen Kolbergerfahrungen von gestern Zweifel.

Endlich ließ mich die Rezeptionsdame aufs Zimmer, nachdem wir noch die nächste Station klargemacht hatten, die in einer Entfernung von 21 km liegt. Das WLAN war immer noch nicht in Ordnung, aber das könne vielleicht noch etwas werden. Ich ging also los in Richtung Springsee, war ganz allein und begegnete nicht einem einzigen Menschen. Nur einmal brauste von hinten ein Landrover heran und ich übte schon mal prophylaktisch den Griff zum Messer.

An den Glubigsee kommt man von der Westseite gar nicht mehr heran, da haben sie so einen Wildzaun gezogen und rechterhand sind alle 20 m Warn- und Verbotsschilder wegen des Militärgeländes. Das regt einen mit der Zeit so auf, dass man es einfach mal wagen will und in das Gelände hineinmarschieren. Aber ich bin ein bisschen ängstlich und zucke bei jedem Polizeiauto zusammen, geschweige denn bei einem Rettungswagen, weil ich immer ein bisschen fürchte, Du hast irgendwo angerufen und es wäre wieder so weit, dass sie mich holen kommen.

Dann bin ich an der Brücke des Springsees, den ich gar nicht so groß in Erinnerung hatte und auf einem Schild ist die Sage verzeichnet, wo Fischer dem Teufel widersprochen hatten und ihm von ihrem Mahl nichts abgeben wollten, er sie daraufhin mitsamt Booten aufs Land schleuderte und so die Quellen des Springsees entstanden.

Es ging mindestens zwei Kilometer an dem Geisterzeltplatz vorbei, wo nicht eine Seele zu sehen war und am äußersten Ende der Welt stand auf einer Anhöhe mitten unter halbwegs befestigten Wohnwagen und Zelten die Gaststätte. Ich klinkte, aber die Tür war zu. Um die Ecke bellte ein Hund. Ich sah durch die Fenster und da saß ein kleiner Junge mit fernsehen beschäftigt und winkte mir kurz zu. Es war also jemand zu Hause, aber man war *en famille*. Dann kam ein Mann heraus und fragte, was ich wolle. Eine

Bockwurst vielleicht, oder so was. Ich wurde eingelassen und die Frau bot mir an, ganz exklusiv für mich ein Bauernfrühstück zu bereiten.

Als ich zu essen begann, kam der kleine Junge (erste Klasse), der bis dahin nur ferngesehen hatte, zu mir an den Tisch und sagte, dass die Bauern Messer und Gabel immer andersherum benutzen. Das kenne ich von meinem Sohn Julius, sagte ich und musste jetzt sehr an ihn denken, denn die Wirtsleute hatten sich sehr gewundert, dass er, da er doch schon 14 ist und doch Ferien sind, auf solche Touren nicht mitkommt. Mir tut es mehr in der Seele weh, als von Dir fort zu sein, dass ich eigentlich nur sagen kann, dass ich kein Verhältnis zu meinem einzigen Sohn entwickeln kann und ihn fast schon aufgegeben habe.

Für den Rückweg empfahlen mir die Inhaber, an der Westseite des Springsees langzugehen, die ja früher wegen des Militärgeländes gesperrt war. Immer hatte ich das Vorgefühl irgendeines unangenehmen Ereignisses im Zusammenhang mit dem Übungsgelände, aber die Leute waren so vertrauenswürdig und redeten mir so zu, dass ich dachte, da werde ich doch kein Feigling sein.

Der Weg führte hart am Ufer entlang und manchmal musste man umgestürzte Baumstämme überwinden, aber die Strecke stellte sich doch als kürzer heraus als am Fuße des Zeltplatzes entlang. Dieser Zeltplatz ist ja auch so eine Jugenderinnerung. Wir waren da mal mit meinem Bruder Achim. Mit welchen Mädchen, weiß ich nicht mehr genau. Achim hatte irgendeine Vorgängerin von Heidi – und ich?

Wieder begegnete ich keinem Menschen und ging nun nach der Brücke am Springsee die Ostseite der vorgelagerten Seen zurück. Am Bahnhof Wendisch Rietz sah ich noch den Eisenbahnpark, der aber auch wegen schlechten Wetters geschlossen war, dabei hatte es den ganzen Rückweg gar nicht mehr geregnet. Ich wollte mich noch bei dem Mann aus der Wassersportbude für den Tipp bedanken, aber er hatte wohl nach einem Versuch auch noch Kirschkuchen anzubieten, wie man einem Schild entnehmen konnte, 17 Uhr schon die Segel gestrichen und ich schob ihm einen Gedichtladenflyer mit einem Gruß unter der geschlossenen Jalousie durch.

Die Rezeptionsdame zauberte ein rotes Kabel aus einer Schublade und ich war Tester, ob wenigstens das geht, und es funktionierte. Wenn denn nur möglichst viele schrieben, aber ich habe nun ein LAN-Netz und keine Emails. Immerhin kann ich die Welt nun damit beglücken, wenn sie denn beglückt sein möchte.

7 WENDISCH RIETZ- BEESKOW

Das "Seehotel am Südhorn" ist wirklich einsame Klasse. Ich habe an der Rezeption noch mal ein Kompliment losgelassen und erfuhr, dass es überhaupt erst ein Jahr existiert. Da habe ich es Lars anempfohlen, um seine Sibyll wieder für sich einzunehmen, aber er hat darauf nicht reagiert. Auch in den Ferien gab er immer den Beschäftigten.

Gestern hatte ich am Tresen, den ich ja wegen diesem und jenem öfter mal besuchen musste, einen Mann gesehen, der das Zimmer neben mir bekam, aber sagte, dass er schon um sieben frühstücken müsse, weil er um acht einen Termin hätte. Ich hatte mir ja angewöhnt, weil ich da am Wolziger See immer mein Tablett mit dem gemachten Frühstück bekommen hatte, um acht meine Morgenmahlzeit zu mir zu nehmen. Als ich am Büffet stand, fragte mich die eine Mitarbeiterin, ob ich Kaffee haben möchte und wo ich sitze. Ich wies auf einen Tisch am Fenster und noch ehe ich da ankam, stand die Kanne schon auf dem Tisch. In diesem Moment kam der Mann von gestern und ihm wurde die gleiche Frage gestellt. Er suchte sich den gleichen Tisch wie ich aus und wollte dann natürlich gehen, als er merkte, dass einer der beiden Plätze schon besetzt war.

Ich aber, inzwischen leutselig wie meine Mutter, lud ihn ein zu bleiben, obwohl eben in dem ziemlich großen Hotel eigentlich nur eine Handvoll Gäste waren. Ich bemerkte, dass ihm eine Hand fehlt und fragte ihn, ob denn nicht jetzt schon sein Termin sei, wie ich am Abend zuvor mitbekommen hatte. Dieser war aber auf um neun verschoben worden und es stellte sich heraus, dass auch er ein Nichtfernseher ist, aber schon 30

Jahre lang, während ich es doch erst auf fünf Jahre gebracht habe. Er hatte in zweiter Ehe eine Ostfrau, er selbst ist aus dem Westen, daher auch der Hauch von Arroganz, den er ausstrahlte, aber er erzählte, dass seine Frau selbständige Ergotherapeutin ist und jetzt in dem Oberbergkrankenhaus, an dem ich am Vortage auf dem Weg vom Springsee vorbeigekommen war und in meinem Übermut natürlich auch reingeschaut hatte und gefragt, was sie da eigentlich heilen (Burnout und Depressionen). Es war nun nicht ganz klar, ob seine Frau dort arbeitet oder Patientin sei, also musste ich das noch mal erfragen. Sie hätte sich etwas übernommen, aber das eigentliche Problem schien zu sein, dass Ärzte in der Regel keine Ergotherapien verschreiben, und wenn schon mal und sie nicht gleich geholfen haben, dann doch wieder Abstand nehmen davon.

Wir haben uns eine glatte Dreiviertelstunde unterhalten und er musste sich dann beeilen, dass er den Termin überhaupt schafft. Ich packte auch flugs meine Sachen, weil ich eigentlich um neun loswollte, aber die Damen an der Rezeption waren so bezuckert von meiner Wanderschaft, dass sie noch alle möglichen Karten auspackten, aber die richtige fanden sie nicht. Ich also los und bin so ungefähr 50 m weg, da kommt die eine Angestellte hinterhergestürzt, dass sie jetzt die Karte gefunden hätte und blätterte sie auf. Das hat mich dann allerdings noch 5,80 gekostet und im Grunde war die Sache so einfach, dass ich die Karte wohl gar nicht weiter gebraucht hätte.

In der Nähe des Ortsausgangs Wendisch Rietz saß vor dem riesigen und dennoch scheinbar menschenleeren Altersheim ein Mann auf seinem Rollator und wartete auf was weiß ich. Natürlich sprach ich auch ihn an und es stellte sich heraus, dass er aus der Gegend war und nun nach ungefähr sechs Knieoperationen ein künstliches bekommen hatte. Er war achtzig und hatte noch sehr schöne blaue Augen. Seine Frau sei schon verstorben, und als ich mit ihm darüber sprach, traten ihm die Tränen in die Augen.

Dann ging es über Behrensdorf und Ahrensdorf nach Lindenberg, wovon die Rezeptionsdamen doch gesagt hatten, ich müsse unbedingt über Lindenberg, dabei war das für meine etwas südlichere Route ein Umweg, aber auf der Karte hatte ich ein Meteorologisches Museum entdeckt und wollte mir das gern ansehen. Da war mir noch nicht klar, dass ja Freitag, der 13. ist. Ich musste die ganze Zeit an der Straße entlanglaufen und einmal hielt vor mir ein polnischer Transporter und sie glotzten mich daraus an, fuhren dann rückwärts in eine Einmündung und warteten, dass ich weitergehe. Aber dann fuhren sie doch mit einem höhnischen Blick, dass ich noch weniger sei als sie, an mir vorbei und davon.

Ich erkundigte mich nach dem Weg zum Museum und kam an einem Einkaufszentrum vorbei. Als ich beim Bäcker einen Kaffee mit richtiger Milch bestellte, wie es mir bisher immer gelungen war, zeigte mir die Verkäuferin die kalte Schulter, und ich merkte zum ersten Mal, dass heute etwas anders ist. Der zweite Reinfall war, dass das Museum ausgerechnet am Freitag geschlossen ist, denn ich dachte dort erfahren zu können, was es mit den Protesten gegen seismische Versuche auf sich hat, mit deren Hilfe offenbar versucht wird, einen unterirdischen CO_2 Speicher anzulegen.

Auf die restlichen 12 km Straße hatte ich keine rechte Lust mehr und ging mal spaßeshalber zum Bahnhof, der am Wege lag, und tatsächlich kam acht Minuten später ein Zug, der mich nicht mal was gekostet hat, denn ich bemerkte zu spät, dass man die zehn Minuten Fahrzeit hätte benutzen müssen, um sich mit einem Automaten herumzuschlagen. Der Fahrer, der in Beeskow ausstieg, wollte meine 2 Euro nicht haben.

Dann in Beeskow noch mal Bäckerei, wieder kein Kaffee mit richtiger Milch, dafür hatte die Verkäuferin eine beachtliche Figur. Aber wie in Lindenberg kam kein Gespräch mit mir als Fremdem zustande, denn in beiden Fällen zogen die Verkäuferinnen es vor, sich mit einer Einheimischen flüsternd zu unterhalten (keine Lust auf Fremde). Die Vertraute der Verkäuferin hat mir dann wenigstens noch den Weg erklärt, so dass ich keine Hilfsmittel benötigte.

Dieser Weg führte an der Burg vorbei und da ich nicht einschätzen konnte, wie weit es noch sein würde, ging ich erst einmal dort hinein. Auf dem Hof stand gerade eine Hochzeitsgesellschaft. Die Braut in Englischrot war schon älteren Semesters. Ich kaufte eine Tageskarte und sah mir eigentlich nur die Ausstellungen an, die da waren: DDR-Graphik, DDR-Malerei und DDR-Plakate. Das war wie DDR-Kunstausstellung in Dresden, nur dass im Gegensatz zu dieser kaum Leute da waren. Eben eine ganz individuelle Inszenierung, bei der ich wieder bedauert habe, dass Du nicht dabei bist.

Dann kam ich im Hotel an, wo sie mir ein großes Hotelzimmer zum Pensionspreis gaben und ich gleich wieder in die verschiedensten Ratschläge bezüglich des Weiterwanderns verwickelt wurde. Auf dem Zimmer setze ich den Computer in Gang und hatte nach ein paar Anläufen mittels eines geheimnisvollen Kabels, das nicht eben aussah wie ein LAN Kabel, dann auch Internet.

Inzwischen hatte sich das Wetter aufgeheitert und ich machte mich noch einmal auf den Weg in die Stadt und sah mir die monumentale Kirche Sankt Marien an. Wieder war ich ganz allein und der Mann, der auf die Kirche achtet, zeigte mir noch die Sakristei mit restaurierten Wandmalereien aus dem 15. Jahrhundert. Ich war so beeindruckt, dass ich 10 Euro für den Wiederaufbau gespendet habe und nun auch auf das Abendessen verzichten würde, um die Ausgaben im Rahmen zu halten.

Dann ging ich noch an den Resten der Stadtmauer entlang und fand die Kupferschmiede, die eine nett eingerichtete Bibliothek ist, wo vielleicht zwei Leute neben den beiden Mitarbeitern anwesend waren. Eine etwas unerträgliche Stasiausstellung nahm ich nebenhin in Augenschein und stellte fest, dass man kräftig die Blauäugigkeit verbreitet, dass der Sozialismus keine Feinde gehabt hätte.

Ich brauche bald länger, alles aufzuschreiben als das Erleben gedauert hat und dennoch sind es noch so viel mehr Eindrücke, die ich manchmal kurz in einem Foto festhalte und die man nicht alle beschreiben kann. Wie mir zum Beispiel die Güllefahrer auf der Straße nach Lindenberg dann schon zugewinkt haben, als sie bereits das dritte Mal vorbeifuhren und ich immer noch nicht viel weiter war auf Schusters Rappen, oder wie schön die ergrünende Natur ist. Aber dazu wird noch genug Gelegenheit sein. Ach erlebtest Du das doch alles mit und erfreutest Dich mit mir daran.

8 EIN ANDERES GÖRSDORF

Am Morgen telefonierte ich mit Dir. Obwohl ich hier Internet habe, komme ich kaum dazu, es auch zu nutzen. Am Vorabend hatte ich das Storchenmärchen von Corinna erhalten und Dir noch vorgelesen. Es ist leider so, dass es nicht ohne Erklärung anspricht, und ich schrieb eine kleine Kritik, worauf ich im Laufe des Tages eine Erklärung zurück erhielt, die sich ganz gut anhörte. Es muss allerdings so ein Werk für sich sprechen und das funktionierte bei dem Märchen nicht.

Nach einem guten Frühstück zog ich los und sah, dass auch Lars eine Email geschrieben hatte, in der er fragte, wo er die GeWas, ein Periodikum der UnDichter, hinschicken soll. Ich rief ihn an und hätte ihn gern auch zu einer Kurzreise bewegt, aber er fand andere Sachen wichtiger, bzw. nahm an, dass es bei Sibyll doch schon zu spät war.

An der Straße entlang wandre ich bis Tauche, wo ein herrlicher Teich ist und ich ein bisschen die Fische füttere. Von einem Entenpärchen ist nur die Ente zutraulich, während sich der Erpel die Brotkrumen entgehen lässt, nur um gemessenen Abstand zu wahren. Alle Orte, durch die ich komme, sind sehr sauber, dass man sich nicht mal traut eine Bananenschale oder gar eine Kippe fallen zu lassen. Nachdem ich am Südende angekommen bin, immer in dem Glauben, dass da außerhalb der bekannte Schriftsteller Günter de Bruyn wohnen müsse.

Der einzige Prominente, von dem ich ungefähr wusste, wo er wohnt, ist Günter de Bruyn, von dem man allerdings in letzter Zeit nicht mehr so viel hörte und der Fischer in Wolfersdorf, bei dem ich einen geräucherten Aal erstand, konnte mit dem Namen schon gar nichts mehr anfangen.

Angefangen hatte es in der Rezeption des Gutshauses in Beeskow, wo man der Meinung war, er wohne in Tauche, was im Prinzip auch richtig ist. Nur als ich nach 10 km Fußmarsch in Tauche angekommen war, sagte eine Blumenverkäuferin, das sei noch sieben Kilometer weiter in Görsdorf (ein anderes Görsdorf als das, wo ich mich schon aufgehalten hatte) und schlug mir einen schönen Feldweg zum Wandern über Wolfersdorf vor. Ich sagte, dass ich de Bruyn ein bisschen für borniert halte. Darauf sie, nein, er nicht, aber seine Frau.

Am Wolfersdorfer See also noch einen Aal erstanden, schlug ich einen Waldweg ein und kam so gegen 13:30 Uhr am südlichen Ende von Görsdorf an. Kein Mensch war zu sehen und ich wollte auch um die Mittagszeit keinen herausklingeln. Als einziges Lebenszeichen schlich ein schwarzer Landrover am Waldrand entlang und entfernte sich wieder.

Nach meiner ausgiebigen Aal-Mahlzeit, die ich auf einem querliegenden Baumstamm einnahm, kam ein Mann auf einem Mountainbike heran, an dem vorn eine große Nummer prangte: 01. Das konnte kein normales Fahrrad sein und mit meinem geübtes Gespür für Leute tippte ich auf irgendeinen Rehapatienten. Als ich ihn grüßte, hielt er tatsächlich an und ich fragte ihn nach dem Weg zu den de Bruyns. Das wurde nun eine längere Erklärung, die ich dann auch noch rekapitulieren sollte. Er ließ mich meine Schuhe zeigen und sagte, die seinen total ungeeignet für den Urwald und die Moore, in die er mich zu schicken hatte.

Zunächst ging es noch ein Stück durchs Dorf und ich lief noch eine Weile neben seinem Fahrrad der Marke KTM her und fragte ihn, was die Nummer zu bedeuten habe, da zeigte er auf eine kleine 20, die der 01 vorangestellt war, und zusammen bedeutete das das Jahr seines Todes, der infolge eines Frontalzusammenstoßes mit einem LKW eingesetzt hatte. Die Knochen seien wieder ganz, aber er leide jetzt an epileptischen Anfällen. Fahrradfahren dürfe er eigentlich auch nicht. Nicht mal ein Haus haben dürfe er, obwohl er früher in Berlin eine ganze Imbisskette besessen hatte. Da signalisierte sein Handy die Kaffeezeit und wir wünschten uns gegenseitig Glück.

Ich führte einige der Wegmanöver aus, die er mir eingeschärft hatte, aber es war alles ein bisschen anders, als ich es mir vorgestellt hatte. Dann sah ich ein Fernmeldekabel, das vielleicht zu dem geheimnisumwitterten Haus führen würde, das de Bruyn ja schon zu Ostzeiten als Wochenendgrundstück erworben haben soll. Da gewahrte ich in einiger Entfernung einen anderen Landrover, der offenbar auf einem Weg langsam entlangfuhr. Dann drehte er aber um und fuhr ebenso langsam in der entgegengesetzten Richtung. Als ich näher kam, sah ich eine etwas unwirkliche Szene, dass dieser PKW auf einer schmalen Waldlichtung eine Egge zog. In einiger Entfernung warf ein Sämann auf archaische Weise Körner aus. Ich tippte auf etwas Besonderes, aber auf den Säcken am Rand stand Weizen. Vielleicht war das sogar de Bruyn bei einer Ökomaßnahme. Dennoch fragte ich diesen Mann noch einmal nach dem geheimnisvollen Weg und erhielt Auskunft.

Dieser war unbeschreiblich wundersam. Erst ging es an einer schmalen Wiese entlang leicht bergab, gesäumt von den üblichen Kiefern. Einige abgeschlagene Äste lagen herum und ich sah ein abgezäuntes Areal mit anderem Bewuchs, nämlich Fichten, wie man sie sich gern in den Gärten pflanzt. Ob da das Haus versteckt stand? Mit einem Mal weitete sich der Streifen zu einer Wiese groß wie eine Alm, und nach oben abgeschlossen säumte der Urwald beide Seiten. Dazu war dieser noch behend ansteigend, so dass der Eindruck eines Tales entstand und tatsächlich trägt dieses Arrangement der Natur den Namen "Schanze".

Die Alm war quer unterteilt, ich erinnere mich nicht genau, in drei oder vier nahezu quadratische Abschnitte und an jedem stand ein vernagelter Hochstand. Es waren Töpfe und Pfannen aufgehängt, die im leichten Wind mit dumpfen Tönen drohen sollten. Über den seitlich verlaufenden Bach musste am heutigen Tage eine einfache Brücke gebaut worden sein, bestehend aus zwei Fußstangen und einer Geländerstange, die sehr frisch geschält und ziemlich dünn waren. Wie ein Indianer suchte ich den Urwald mit den Augen ab und hielt manches Mal einen umgestürzten Baum für eine Dachrinne, gut getarnt versteht sich.

Die abschüssige Alm endete in einem querverlaufenden Matschweg und dahinter schimmerte ein See. Es war also Fehlanzeige gewesen mit dem versteckten Naturhaus der de Bruyns. Vielmehr standen unten an dem

Matschweg eine verlassene Baracke, wo ein älterer Mann einherschritt, und ein gutbürgerliches Haus mit Warnung vor dem bissigen Hunde. Ein schwarzer Landrover stand vor der Tür. Ich entzifferte über den Zaun das Namensschild an der Haustür. Es stand nicht de Bruyn dran. Der bissige Hund rührte sich nicht, oder es gab diesen gar nicht?

Vielleicht hatte ich auf der Alm nicht gründlich genug beobachtet. Ich schlug den Rückweg ein und nahm den Weg über die neue Stangenbrücke. Es konnte doch sein, dass der Dichter meinen Besuch erwartet hatte, einer Eingebung folgend am selbigen Tag die Brücke zimmernd, die unter meinem Gewicht beinahe durchbrach, aber eben doch hielt und ich an die Gummistiefel dachte, die dort eigentlich obligat sind.

Vom erhöhten Weg, den ich jetzt im Urwald gewann, suchte ich noch mal die Hügel diesseits und jenseits der Alm ab, aber die Sache war offenbar verloren. Die surrealistische Szene mit dem eggenden PKW auf notdürftig umgebrochenem Waldboden war immer noch vorhanden und ich wollte sie schon für einen Teil dieses Verwirrspiels halten, als der Sämann über das ganze Feld zu mir herüberkam, als er mich sah. "Nun haben Sie de Bruyn gefunden?" "Nein." "Sind Sie denn nicht den Weg gegangen, den ich Ihnen beschrieben habe?" "Doch, aber ich habe es nicht gefunden, ich war bis zum See unten." "Na da ist es doch", sagte der Sämann. "Aber da stand Petersen an der Haustür." "Das ist es doch. Stand denn der schwarze Landrover da?" "Ja, der stand dort und ich habe ihn heute schon einmal gesehen als ich nach Görsdorf gekommen bin." "Was wollten Sie denn von de Bruyn?" "Einfach eine Tasse Kaffee trinken mit dem Alten." "Schade, wir haben keinen Kaffee hier, sonst bekämen Sie einen." "Na das geht auch so." "Das war früher ein Kinderferienlager, deshalb die Baracke, das war der Speisesaal."

Muss Literatur solche Opfer fordern? Muss man eine Kindereinrichtung umwidmen, nur wegen der eigenen Schaffensfreude? Dieses ganze Kleinod der Natur, dass man denken könnte, man ist in Thüringen oder der Schweiz für diesen märkischen Dichter?

Die Reise hat sich gelohnt, auch wenn ich danach über 40 km in den Beinen hatte. Manchmal muss man eben die Sachen schon genau wissen.

Von Görsdorf aus ist es schon wesentlich näher nach Wendisch Rietz als es der Rückweg nach Beeskow war und ich ging über Falkenberg, wo ein Sendeturm steht, nach Buckow, wo ich mir im nachmittäglichen Sonnenschein nach einer Rast am hübschen Dorfteich einen Friedhof anschaute, der direkt am Kirchhügel liegt und sehr gepflegt ist. Für einen Friedhof herrschte dort reges Treiben, es wurde geschwatzt und gegossen und Grabsteine und Einfassungen geputzt. Eine Frau fragte mich, ob sie mir irgendwie behilflich sein könne. In der Ferne pfiff gerade der Zug, aber es war der nach Königs Wusterhausen. Ich hatte noch ein gutes Stück Wegs bis zum Bahnhof, dessen altes Gebäude leersteht. Die Zigaretten waren alle und ich wartete noch etwa zehn Minuten.

Dann geht es bis Beeskow und dort ist gleich ein Zigarettenautomat, dann ein Kinoeiscafé, in dem ich es mir erst mal wohl sein lasse. Alles junge Leute dort. Dann noch mal zu Rewe und nach Hause geschlichen, sozusagen auf dem Zahnfleisch, denn das war heute ein beträchtlicher Fußmarsch. Nicht einmal mehr Lust zu Begegnungen und wären sie noch so göttlicher Art. Dann muss ich im Hotel noch eine Kurzfassung der Erlebnisse abgeben und die Frau wundert sich, dass ich beim Sämann nicht noch einmal umgekehrt bin und damit zufrieden war zu wissen, dass ich vorm Hause der de Bruyns gestanden hatte.

Am Abend mache ich noch die Bekanntschaft mit Gerhard Thien, dem das Herrenhaus in Beeskow, das jetzt Hotel und Pension ist, gehört. Er vergewissert sich, dass ich Physiker bin. Endlich einmal nicht die Angst vor diesem Beruf, sondern geradezu der Wunsch danach, es mit einem Naturwissenschaftler zu tun zu haben. Der Mann Mitte vierzig, so erweist sich, ist ein Erfinder (http://www.fet-gmbh.com/Impressum.html) und dabei nicht nur jemand, der verrückte Ideen ausbrütet, sondern auch jemand, der sie praktisch umsetzt. Er hatte für Audi das doppelte Differenzial erfunden und konnte dafür jahrelang die neuesten Modelle fahren.

Er führt mir die animierten 3D-Konstruktionen von einem hydraulischen Getriebe vor, die er in dem CAD System Catia immer als PDFs parat hatte. Das Getriebe soll zum Beispiel dazu dienen, bei den Windrädern immer für eine konstante Abtriebsgeschwindigkeit zu sorgen. Um das Prinzip praktisch zu demonstrieren, hatte er ein Fahrrad mit einem solchen Getriebe ausgerüstet und radelte in einem Video an einem Abhang von stärkster Untersetzung, wo er praktisch durchtrat, bis zur 1:1 Übersetzung wie ein Wilder durch die Gegend.

Er hatte auch einen Staubsauger erfunden, der mit Umluft arbeitet, basierend auf der Erkenntnis, dass ein normaler Staubsauger ja eigentlich nicht saugt, sondern der Luftdruck die Luft durch die Düse dem geringfügigen Unterdruck, den so ein Gerät erzeugen kann, entgegenschiebt. Dann müsse die Luft auch noch gegen den Luftdruck wieder ausgestoßen werden, was sehr ineffizient ist. Sein Modell kommt mit einem kleinen Spielzeugmotor aus und wirbelt die Luft in einem geschlossenen Kreislauf herum, wobei sich der Dreck in einem Vorratsbehälter absetzt.

Der Mann hätte jeder Klapsmühle Ehre gemacht, wie er mir flammenden Blicks erklärte, dass er noch die Zeit erleben würde, wo es ihm keine Schwierigkeiten machen würde, über das gesamte Hotel in einem einzigen Sprung zu fliegen und sich überhaupt auf diese Weise fortzubewegen, ohne Straßen zu benutzen und über Felder gleiten würde, ohne auch nur einen Strohhalm zu verbiegen. Das Prinzip musste also ein wenig anders sein, als bei den bekannten Luftkissenfahrzeugen von Hoover, mit denen man zum Beispiel den Ärmelkanal bei Dover überqueren kann. Dieses Prinzip wollte er aber selbst mir nicht verraten.

Nicht weniger aufregend war die Lebensgeschichte des gelernten bayerischen Landwirts ohne jegliche technische Ausbildung. Er hatte nämlich vor Jahren ein Fettmessgerät für Frischfleisch entwickelt, diese Geräte aber nicht verkauft, sondern in seinem Eigentum belassen und nur die Dienstleistung angeboten, einen sowohl vom Schlachthof als auch vom Bauern akzeptierten Fettwert zu bestimmen. Da das für die Preisbewertung so wichtig ist, ergab sich eine enorme Nachfrage und er hatte bald ganz Deutschland mit dieser Technik beglückt. Mit der Zeit konnte er ganze Schlachthöfe aufkaufen, zumindest im Osten, und besaß auf dem Höhepunkt seiner Karriere den Schlachthof in Frankfurt Oder, in Eisenhüttenstadt und selbst die legendären Eberswalder Würstchen. Dann kam eine BSE Krise, die er gerade so überstand, danach aber noch eine zweite und er war pleite. Dass er noch das Hotel hat, ist auf einen Deal zurückzuführen, den er mit den Banken machte, indem er das Geschäft anbot, dass, wenn man ihm noch ein bisschen Vermögen lässt, bei ihm auch wieder etwas zu holen sei, wenn man ihn aber arm mache, keiner etwas davon habe. Eine gescheiterte Existenz, sicher, aber ein Mann so voller Energie, dass er es wieder schaffen wird, auch wenn seine Ehe dabei auch noch den Bach runterging. Jetzt trägt er sich mit dem Gedanken, das Hotel in Beeskow wieder aufzugeben und mit einer Freundin in Bayern einen neuen Anfang zu wagen. Am nächsten Tag war er schon unterwegs gen Süden und ich habe ihn nicht wiedergesehen. Er wollte sich zwar noch mal bei meinem Freund, Herrn Trebstein, melden zwecks Veräußerung seines Hotels, aber es war für ihn offenbar nur eine Episode am Rande, der er keine Bedeutung weiter beigemessen hat.

So hatte ich mich an einem Tag daran versucht, einem jungen Dichter einen Ratschlag zu geben, wie er seine Beziehung reparieren könnte, mich auf die Suche nach einem berühmten Schriftsteller begeben, der nicht einmal seinen Namen an der Tür hat, und der Abend brachte noch eine Begegnung mit einem Erfinder, der wirklich gute Einfälle hat, hochfliegende Pläne, um den sich aber heute keiner weiter schert.

Sie werden sich vielleicht wundern, dass ich eine Begegnung mit dem Schriftsteller Günter de Bruyn nicht nachdrücklicher herbeizuführen versucht habe. Anlässlich seines 80. Geburtstages hatte ich ihm gratuliert, natürlich unbekannter Weise. Ich hatte ihn auch mal gebeten meinen Ambrosius zu lesen, was er zwar immerhin nicht nur mit Schweigen quittiert hat, sondern hatte mir eine etwas entnervte Karte geschrieben, dass er sich auf keinen Fall irgendwelche Elaborate zu Gemüte ziehen könne. Was wäre da zu erwarten gewesen, wenn ich auf einen Kaffee bei ihm vorbeigeschaut hätte und dann vielleicht noch auf richtiger Milch bestanden hätte?

De Bruyn war es gelungen, seine Reputation über die Wende zu retten. Er stellte nach der Wende heraus, dass er sich doch schon zu DDR-Zeiten in einem Schmollwinkel befunden hätte, indem er romantische märkische Dichter ausgegraben hat und sich von den Tagesproblemen der DDR abgewandt hatte. Auch hatte er den Instinkt besessen, einen Nationalpreis einige Monate vor dem Ende der DDR abzulehnen – wenn das nicht schon genug Widerstand war?

Für mich sind das keine rechten Verdienste, denn er zählte ja immer zu den Leuten, die damals schon das Privileg besaßen, für schriftstellerische

Arbeiten bezahlt zu werden, das hat er doch in Anspruch genommen, oder etwa nicht?

Märkischer Soldat

Auf Preußens Boden früh bis spat
steht er - der märkische Soldat.
Wie konnten Kommunistenhorden
hier fast all die Gedanken morden?

Vergaß man diesen federleichten,
den angepassten, ewig Seichten?
Hat er die Zeiten überdauert,
bis heut auf seinen Ruhm gelauert?

Wozu er eine Feder hätt?
Die ist gewiss kein Bajonett.
Doch auch mit dieser lässt sich meucheln
und später das zum Kunstwerk heucheln.

Was reiner Durchschnitt grad gewesen
(man kann in Preußen kaum noch lesen).
Das Urteil wird total vernebelt,
im Grunde ist es ausgehebelt.

So macht zum „Literaten"land
er hier den ew`gen Pulversand.
Bleibt selbst derweilen hübsch am Leben.
So sind die Literaten eben.

C.R. 20.10.2006

9 BEESKOW-MÜLLROSE

Eigentlich hatte ich Dir von diesem Tag schon alles am Telefon erzählt und Du empfahlst, ich solle einfach schreiben: alles erzählt und gut. Es kann doch aber sein, dass Du eines Tages genau wissen willst, wo entlang ich gegangen bin, deshalb will ich es doch schreiben. Der Anfang des Weges über Oegeln hinaus ist leicht, denn es gibt einen Radweg, der glatt genug ist, dass ich Hackenporsche spielen konnte. Das geht dann fast bis Ragow (seltsam, dass es da auch ein Ragow gibt, wie auch bei uns bei Königs Wusterhausen, wo ich immer mal Kartoffeln gekauft habe und außerdem auch den Rasenmäher mal schärfen lassen wollte, was ich aber nie zuwege gebracht habe). Wie es doch auch das Görsdorf des Günter de Bruyn gab, dessen Spiegelbild sich am Wolziger See befand und ich auch noch zum Domizil für zwei Tage erwählt hatte. War ich etwa in einer Spiegelwelt meiner Heimat?

Natürlich ging ich erst mal ins Dorf hinein und fand den Schlosspark, der schön wie Sanssouci ist. Die Wege und Rasenflächen waren gepflegt und vor dem verfallenen Schloss ist ein großer Teich, der so langsam verlandet. Da es etwa um zehn war, dachte ich, ob ich in die Kirche gehen sollte, denn es war ja Sonntag und ich jetzt eine Woche unterwegs, aber da war nichts zu sehen. Ich wollte mich schon wieder auf die Fernstraße begeben, mit der unerfreulichen Aussicht, dort am Straßenrand entlangstapfen zu müssen, aber fragte glücklicherweise noch einen Mann auf einem Grundstück, der seinem Sohn gerade einen Bogen zeigte und schon einen Pfeil eingelegt hatte, nach dem Weg. Er sagte mir, dass es besser sei über Merz und Mixdorf zu gehen, weil dort ein Radweg entlangführt, was ich auch tat.

Dass es ein Radweg war, sollte ich bald merken, denn es schoben sich bestimmt zweihundert Radfahrer auf dem Weg nach Merz an mir vorbei, wovon nur etwa fünf grüßten und manche es nicht mal für nötig hielten, ein bisschen Abstand zu halten. Später erfuhr ich, dass an diesem Tage Anradeln war und der Pulk von Beeskow um zehn gestartet war. Dann hielten diese Massen auch noch an einer Steigung an und es wäre kein Durchkommen gewesen, denn ich hatte sie schon fast wieder ein. Sie setzten sich dann aber glücklicherweise doch in Bewegung und mir blieb erspart mich durchzudrängeln und mich noch einmal von dem ganzen Pulk überholen zu lassen. Als ich in Merz ankam, war keiner mehr zu sehen und sie waren bestimmt nach Mixdorf weitergefahren. Meine Karte auf dem Smartphone legte nahe, dass das ein ganz schöner Umweg nach Müllrose ist.

Am Ortsausgang zeigte ein verdrehter Wegweiser direkt in den Wald und es stand Mixdorf dran. Es war ein Eichenwald und noch mindestens einen Kilometer weit säumten immer Eichen den Weg, obwohl der allgemeine Bewuchs bereits in Kiefernwald übergegangen war. Ich sah, dass die Radfahrer da nicht lang sind, denn es waren keine Spuren zu sehen. Mir begegnete anderthalb Stunden weder Fahrzeug noch ein Mensch. Ich machte eine Rast und sah auf mein GPS, das nur Wald anzeigte, aber mein Herz hüpfte ein wenig, weil sich mein Standort genau in der richtigen Richtung, direkt auf Müllrose zu, befand. Also ging ich den Weg etwa eine Stunde weiter und sah dann ein Wildschweingehege und wenig später einen beeindruckenden Gebäudekomplex mitten im Wald. Da klingelte wie durch ein Wunder das Telefon und Jenny, meine Tochter, war dran. Ich guckte erst mal, wo ich war und rief sie dann zurück. Es war das Gut Zeisigberg, das vor etwa hundert Jahren als Lungenheilstätte gebaut worden war und jetzt Kindergarten und Altenheim ist. Ich sah allerdings nur eine Helferin, sonst war keiner zu erblicken, was in Anbetracht der Größe der Anlage etwas verwunderlich schien.

Nach etwa einer halben Stunde kam ich an eine große Wiese und in der Ferne waren die ersten Häuser von Müllrose zu sehen. Ich wollte es bis 14 Uhr in die Schlaubetalinformation schaffen, weil mir die Mitarbeiterin

Romy Werner telefonisch so toll weitergeholfen hatte und ich dort noch die nächste Etappe planen wollte. Erst einmal verirrte ich mich in einen Kommerzbäcker, wo es nicht einmal Milch an den Kaffee gab und man mich abschätzig ob meines Rucksacks beäugte. Die Ware wurde natürlich per LKW angeliefert und zu allem Überfluss fragte mich eine der gestylten Verkäuferinnen, von denen es eine beträchtliche Anzahl gab, noch nach so einer blöden Bäckerkarte. Als ich dann gestärkt mit einem Prasselkuchen über den Marktplatz ging, bemerkte ich noch einen anderen offenen Bäckerladen (es war ja Sonntag), der völlig leer war.

Ich ging also in die Information und bemerkte vorher noch das Heimatmuseum, das ein Wolfgang Trebbin, ein Heimatforscher, gegründet haben soll und das auch schon um 14 Uhr schließen sollte. Obwohl die Buchung nach Eisenhüttenstadt schnell ging und Frau Werner mir auch noch ein paar Busverbindungen raussuchte, dachte ich, dass ich das mit dem Heimatmuseum bestimmt nicht mehr schaffen würde. Als ich meine Besorgnis ihr gegenüber ausdrückte, sagte sie: "Ich bin doch das Museum, da können Sie auf jeden Fall noch rein. Wollen Sie auch die Ostereierausstellung noch ansehen?" Ja, sagte ich, obwohl ich mir nichts Besonderes darunter vorgestellt habe, was sich aber als Täuschung erweisen sollte. Eine andere Frau führte mich in die Ostereierausstellung und erklärte, dass diese eine Frau Erika Richling und eben Frau Werner gestaltet hatten und dass sie unter dem Motto Ameisen steht. Dann verabschiedete sie sich mit Handschlag und ließ mich allein.

Es ist selbst im Rahmen dieses Berichts ganz unmöglich, all die liebevoll arrangierten Exponate zu beschreiben. Es gab auch ein richtiges Ameisenterrarium, aber ich sah nur zwei auf einem Stück Apfel und es waren auch so klitzekleine Exemplare, dass sie gerade mal wie lauffähiger Fliegendreck aussahen. Die Unterlage war aus Kork und da gab es eingearbeitete Kanäle, in denen sich keine Ameisen aufhielten. Aber drei Seiten dieser unterirdischen Welt waren mit Pappe verdeckt, wohl dass die kleinen Biester sich auch zurückziehen können.

Ich bestaunte die Eier, die zum Teil Frau Richling eigens für die Ausstellung gemacht hatte, aber es waren auch Exponate aus dem Fundus dieser jährlich veranstalteten Schau. Davon hat mich ein holländisches beeindruckt, ein Gänseei, das nur noch aus einem Gerüst bestand, ein russisches, das Väterchen Frost zeigte, ein japanisches, das aus Jade geschnitzt war, ebenfalls durchbrochen und durch dessen Öffnungen noch eine Eule innen gearbeitet war, chinesische, die wie aus Porzellan aussahen. Auch Sorgenpüppchen aus Bolivien waren ausgestellt und christliche Halbeier, die der Größe nach ineinandergeschachtelt, reich mit Perlen verziert und in deren Innerem dann noch Motive wie Leben und Krieg dargestellt waren.

Auch das Heimatmuseum war licht und sehr geschmackvoll arrangiert. Eine alte kleine Schulbank war ausgestellt und auf der Tafel darüber stand in Süterlin: Ohne Fleiß kein Preis. Das war wohl so an mich gerichtet, wie der eine Spruch bei den Insekten der Ostereierausstellung:

> Und nur die alten Brummeldrohnen:
> gefräßig, dick und faul und dumm,
> die ganz umsonst im Hause wohnen,
> faulenzen noch im Bett herum.

Als ich den Feierabend von Frau Werner schon um 40 Minuten verzögert hatte, kamen wir noch mal ins Gespräch und sie sagte, dass sie mit dem Ameisenterrarium nicht so ein gutes Gefühl habe, weil es ja doch nicht wie in der Natur sei. Ich sagte, ich habe heute bestimmt auf meiner Wanderetappe schon einige ins Jenseits befördert, aber das konnte ihre Besorgnisse nicht zerstreuen. Sie kam dann noch mit raus und erklärte mir einen reizvollen Weg zu der Pension, die sie für mich gebucht hatte und die mir erst gar nicht so einen guten Eindruck gemacht hat.

Ich hatte immer noch Hunger und ging nochmal zum Marktplatz, aber diesmal in die verlassene kleine Bäckerei, wo auch nur eine Verkäuferin, allerdings von beträchtlicher Schönheit, bediente. Ich bestellte einen Windbeutel und eine Seezunge und noch einen Kaffee. Milch hatte sie auch nicht zu bieten, aber bei ihr war das etwas ganz anderes, denn in dem leeren Laden konnte ich so richtig über meine Wanderung schwadronieren. Eine Woche war ich doch schon unterwegs gewesen, hatte schon tüchtig Geld ausgegeben und sprach über die Kosten, die so eine Wanderung verursacht. Sie sagte nur, wenn das so teuer ist, dann könnte man doch auch mal eine schöne Kreuzfahrt in die Karibik machen und von Günter de Bruyn hatte sie natürlich noch gar nichts gehört. Ich hatte ein bisschen ein ungutes

Gefühl, denn ich war wohl ein Schwätzer, auch wenn ich mich entschuldigt habe, dass ich das wohl von meiner Mutter hätte.

Diese lag ja schon seit Jahren in dem Grab in Miersdorf, wo ich zum Abschied zu Beginn meiner Wanderung fast nichts habe empfinden können. Sie war damals durch eigene Hand aus dem Leben geschieden, nachdem sie uns sechs Kinder aufgezogen hatte und es wohl kaum ein anderes so tätiges Leben gegeben hat. Vielleicht war ich ihr Lieblingssohn, jedenfalls sah sie es gern, was ich so schrieb, dichtete und baute.

Zurückgekehrt in die Pension erinnerte ich mich daran, dass ja Sonntag war, bestellte mir erst einen Whisky in der Gaststätte und wurde dann auch noch schwach und habe ein Essen bestellt. Nebenan war ein Stammtisch, der sich so nach und nach füllte. Eine schöne Männerrunde, die Gemütlichkeit ausstrahlte und in der erst der Fußball und dann irgendeine Steganhelegenheit besprochen wurden. Keiner dominierte die Runde und manch einer saß eine halbe Stunde dabei, ohne etwas zu sagen und nippte nur an Bier oder Schnaps. Da wehte mich schon ein bisschen Sehnsucht an, auch einer solch gemütlichen Runde anzugehören, in der man schon mal eine Anzüglichkeit äußern konnte, ohne gleich an familiäre Katastrophen glauben zu müssen.

Dann noch ein paar Telefonate, wo ich mich schwer tat, Dich überhaupt anzurufen, weil mich am Ausgang dieses Tages unversehens die Untergangsstimmung gepackt hatte, dass ich Dich verlieren würde oder schon habe und dass Du nur nicht aufrichtig genug bist, mir reinen Wein einzuschenken. Dass ich dann doch anrief und meine Liebe fast herausschrie, hat uns auch nicht weitergebracht und Du hattest eine schlechte Nacht und meine war auch nicht gerade geruhsam, sondern ich blickte alle Stunde auf den erstaunlicherweise richtig gehenden Radiowecker.

Dass ich so auf den Radiowecker geachtet habe, hatte den Grund, dass ich, der nun eine Woche weg und ziemlich weit weg war, mich unwohl in meiner Haut und der Pension gefühlt habe. Müllrose ist der nördliche Eingang des wunderbaren Schlaubetals und am südlichen Ende, in Siehdichum, lebte Corinna, der ich also schon ziemlich nahe war, die ich aber noch nie gesehen hatte oder auch nur telefoniert, obwohl ich ihre Nummer eingespeichert hatte. Es war bis dahin eine reine Email-Beziehung, die aber sehr intensiv war, d.h. vielleicht nicht so intensiv, wie ich es gern gehabt hätte, da ich ja sehr auf dieses Medium fixiert bin. Aber immer, wenn eine Nachricht wirklich notwendig war, wenn die Situation sie erfordert hatte, war eine Nachricht auch gekommen.

Dass mir die Pension irgendwie bedenklich vorkam, kann als Beginn meiner krankhaften Anwandlungen festgemacht werden. Ich hatte sie mir ja vermitteln lassen und nicht selbst ausgesucht. In meinen Vorstellungen konnte es wieder einmal sein, dass irgendetwas dahinter steckte – etwas Feindliches, ohne dass ich es definieren konnte.

Wenn man jemanden kennenlernt und der andere lebt nicht allzuweit entfernt, ist ja nichts einfacher, als sich in den Zug oder ins Auto zu setzen und einmal hinzufahren. Es war aber nicht das Ziel meiner Wanderung, bei Corinna anzukommen und mir einen direkten Eindruck zu verschaffen, sondern ich wollte doch tatsächlich etwas Göttliches suchen. Wenn ich eine religiöse Neigung gehabt hätte, dann hätten mich am stärksten die Pietisten interessiert und nach dem Pensum, was Friedrich Güttler aufzuweisen hatte, schien es mir möglich, deren Wurzeln in Herrnhut und Halle in einem Zuge zu ergründen. Von uns aus, kann man in die Lausitz entweder durch den Spreewald kommen oder auf dem Wege, den ich viel östlicher genommen hatte, wenn man voraussetzt, dass die Gegenden, die man durchwandert, touristisch erschlossen sein müssen, dass man auch Pensionen findet.

Meine Töchter wollten mich eigentlich in Müllrose besuchen. Der Grund konnte eigentlich nur ein Projekt sein, in dem ich notwendig war, weil sie sich ansonsten eigentlich nie melden. geschweige denn ein Treffen vorschlagen. Sie wollten Dich mitbringen, haben aber dann doch von dem Vorhaben Abstand genommen.

10 JACOBSDORF UND ZURÜCK

Am Morgen noch ein paar entnervte Emails von Dir und von mir und eine Nachricht von Corinna. Sie hatte ja den Sinn meiner Wanderung nie ganz eingesehen, sah ein solches Treffen auch eher als eine unverfängliche Zwischenstation an. Sie schlug vor, mich aus Müllrose abzuholen. Das wäre mir etwas unzünftig erschienen, mich mit dem Auto abholen zu lassen und so schlug ich zunächst ein Treffen in Eisenhüttenstadt, wohin ich mich ja demnächst begeben wollte, an ihrem Lieblingsplatz vor, benannte diesen aber nicht und verabredete auch keine Zeit. Für Corinna hatte die Frage eines Treffens keinen besonderen Stellenwert. Wenn es die Eifersucht meiner Frau zu sehr anstacheln würde, könnten wir auch ganz darauf verzichten. Ich empfand das als eine gewisse Blauäugigkeit gegenüber dem Thema der Eifersucht. Hatte sie nicht auch bei Tolstoi diesbezüglich nichts Nennenswertes gefunden?

Das ging auf eine ältere Korrespondenz zurück. Sie hatte mal geschrieben, dass so eine Arbeitslosenbuchhandlung im Ortsteil Fürstenberg von Eisenhüttenstadt noch ihr liebster Platz sei und als ich von meinem Tagesprogramm wiederkam, hatte sie unter anderem genau diesen Ort ins Auge gefasst oder einen Ausflug nach Neuzelle, dem Barockwunder Brandenburgs, das ich aber lieber zu Fuß erreichen wollte.

Deine entsagungsvollen Mails vom Tage las ich auch erst nach meiner Rückkehr und ich glaube, Du stellst Dein Licht sehr unter den Scheffel, denn die begehrenswerte Frau bist ja Du. Außerdem habe ich ein schlechtes Gewissen, wenn ich ein Erlebnis nach dem anderen hier absolviere und Du

Dich selbst durch Hungern und Totarbeiten kasteist. Irgendwann wird Dir da einkommen, dass Du den größten Schuft zu lieben wähnst und Du wirst es mir doppelt und dreifach heimzahlen. Dabei könnte man mir jede andere Frau auf den Bauch binden und sie würde nichts zu hören bekommen von mir als Komplimente. Aber lieben kann ich nur Dich.

Der Wirt war beim Frühstück sehr freundlich und es stellte sich heraus, dass auch die Gaststätte in Ragow, das ich am Vortrag passiert hatte, zu seiner kleinen Kette gehört, die aus insgesamt drei Gaststätten und Pensionen besteht. Er empfahl mir den Helenesee, den allerdings die schöne Bäckereiverkäuferin, der ich heute noch einen weniger wortreichen Besuch abstattete für eine sichere Enttäuschung hielt. Beinahe wäre ich zu der 14 km Wanderung am Nachmittag noch mal aufgebrochen, aber ein gewisser Erschöpfungszustand sagte mir, dass das etwas zu viel sei und ich ließ mir von der Schlaubetalinformation einen Weg nach Eisenhüttenstatt vorschlagen, der nicht durch das Schlaubetal führt, sondern am Friedrich-Wilhelm-Kanal entlang, wo von Brieskow-Finkenherd alle Stunde ein Zug in Richtung Eisenhüttenstadt fährt. Auch diese Mitarbeiterin der Touristinformation war von beträchtlichem Charme und noch ganz jung, so dass ich mir einen Spaß draus machte, ein bisschen Witze zu reißen und Du vielleicht sogar Recht hast, dass ich gar nicht so unvorteilhaft wirke. Aber alles mit Anstand, versteht sich und im Hinterkopf, dass Du zu Hause wartest und meine Einzige bist. Da brauche ich mich also nicht zu schämen.

Aber den Hauptteil des Tages verbrachte ich mit einem eindrücklichen Erlebnis, das gar nicht so erfreulich war. Ich ging nämlich bis Dubrow auf dem Radweg und hatte auch mein Handy vergessen, was ich nicht schlimm fand. Der Wirt hatte gesagt, dass ich noch über einen anderen Ort gehen müsse, hatte den Namen aber vergessen. Im Dorf las ich ein Straßenschild Briesener Landstraße und hatte ja inzwischen gelernt, das manchmal solche Landstraßen, die heute eher als Wege gelten würden, eine kürzere Verbindung darstellen, als die aktuellen Straßen, man also einen guten Wanderweg erwarten kann.

Noch im Dorf Dubrow sah ich eine gebückte Frau, die sich mit einem Rollator zum eigenen Briefkasten begeben hatte und gerade wieder zum Haus zurück wollte, ich sie aber noch ansprechen konnte. Erst sagte sie, ich müsse der Straße folgen und dass der Weg nach Briesen der falsche sei. Ich könne ihn aber gehen, müsse dann aber nach Biegen abbiegen. Diese Wanderung war ein bisschen gruselig, denn rechts und links standen immer Schilder, dass man den Wald nicht betreten dürfe wegen Lebensgefahr. Später erfuhr ich, dass Briesen ein bekannter Schießplatz war und überall Blindgänger zu vermuten seien. Ich folgte aber einer Fahrzeugspur und das war ja offenbar ungefährlich, bog dann aufs Gratewohl ab und kam doch tatsächlich in Biegen heraus.

Langsam wurde es immer sonniger und ich sah mir Biegen ein bisschen an und wäre gern noch bis Pillgram gelaufen, was tatsächlich ein alter Pilgerort ist und wo es ein Vorlaubenhaus geben soll, aber das wäre zu weit gewesen. Die Verkaufsstelle, die es offenbar bis März in Biegen noch gegeben hatte, war nun aus betriebswirtschaftlichen Gründen geschlossen und es gab einen Verweis auf Jacobsdorf, wo ich ja sowieso hinwollte.

Ich näherte mich der Autobahnbrücke und fand am Straßenrand ein Schlüsselbund, das mindestens schon ein Vierteljahr da gelegen haben musste. Auf der Autobahnbrücke stand auf dem Fußweg ein Polizeiauto quer und als ich kam, wollten sie gerade wegfahren. Ich winkte und eilte hinzu, gab ihnen das Schlüsselbund und der Fahrer meinte, er könne etwas damit anfangen, das sei eine Firma aus Frankfurt (auf dem Beifahrersitz saß glaube ich die Angst oder die Gleichgültigkeit, denn der Beifahrer beugte sich nicht mal herüber, um mich zu sehen).

In Jacobsdorf traf ich als erstes auf die tolle Verkaufsstelle, die so war, wie man sich eine Landverkaufsstelle vorstellt. Da gab es nicht nur Rei in der Tube, sondern auch Mechanikeröl, Blumen, frische Bouletten, Brötchen und die richtigen Zigaretten, so dass ich 19,99 Umsatz machte. Ein Kaffee mit richtiger Milch konnte da natürlich auch nicht fehlen. Nebenbei wurde ich noch Zeuge eines interessanten Gespräches eines ungeliebten, weil vom falschen Vater gezeugten Sohnes, dem seine 80-jährige Mutter hinterherspionierte und ihn scheinbar so ziemlich im Griff hatte.

Dann kam ich in dem kleinen Verlagshaus an, in dem Frau Lehmann arbeitete, die meine ersten beiden Bücher velegt hatte, und wo ich natürlich noch nie zu Fuß angekommen war. Dieses Haus unterscheidet sich nicht von einem gewöhnlichen Bauernhaus und trotzdem beherbergte es nicht nur eine kleine Bibliothek, sondern auch noch einen zweiten Verlag von

Herrn Kapiske. Er öffnete und ich sagte, ich hätte eine Begonie mitgebracht (die hatte ich natürlich auch aus dem Dorfkonsum). Eigentlich hatte ich für sie ein fleißiges Lieschen haben wollen, weil Frau Lehmann doch immer so schindert, aber diese Blumensorte scheint es nicht mehr zu geben, die Namensgeber sind ja auch recht selten geworden. Als ich nach ihr fragte, war er etwas verhalten, aber führte mich in die Küche, wo sie gerade beim Essen waren. Ich traute meinen Augen nicht. Das war, wie wenn man eine Schauspielerin auf alt getrimmt hatte und ich dachte, ob mich die Erinnerung vielleicht narrt, denn sie ist ja etwa in meinem Alter. Als ich sie begrüßte, hatte sie ein Auge nicht recht unter Kontrolle und schien sich auch nicht mehr richtig bewegen zu können. Auch das Sprechen fiel ihr schwer.

Sie hatte voriges Jahr im Oktober einen Schlaganfall und wäre um ein Haar über die Klinge gesprungen. Sie kann nur noch zwei Stunden am Computer sitzen und nur noch mit der rechten Hand schreiben. Das war unfassbar. Und da dachte sie noch daran, dass sie meine letzte Email nicht beantwortet hatte und hatte doch nun wahrlich andere Sorgen. Ein Glück, dass ich die Blume gekauft hatte, war es doch ein richtiger Krankenbesuch.

Die Unterhaltung war trotzdem lebhaft und Herr Kapiske fand mein Vorhaben interessant und gab mir noch einen Tipp für Guben, dort eine antiquarische Buchhandlung eines Andreas Peter zu besuchen, schwärmte mir von der Kirche in Biegen vor (allerdings reichte mein Glück nicht so weit, dass ich hineinkam, obwohl ich noch mal bis dort zurückgelaufen bin).

Von Herrn Kapiske, der ja den Verlag "Die Furt" hat, stammt auch die Idee, meine Wanderung nach Sohlen einzuteilen. Eine zusätzliche hatte ich ja schon vor Beginn der Wanderung eingelegt, die ich noch daheim in Waltersdorf erstanden hatte. In Storkow hatte ich verabsäumt, mir eine zweite bei ALDI zu kaufen und seltsamerweise ist mir keine weitere Filiale auf der ganzen Wanderung untergekommen, wo ich hätte erwarten können, mein Fußbett durch einen weiteren Euro aufzubessern. In Waltersdorf hatte ich für die gleiche Ware fünf bezahlt und nun sage noch einer, dass ALDI kein wohltätiges Unternehmen sei.

Auch erfuhr ich von ihm, dass ich mich schon an der früheren Grenze zu Sachsen befinde und dass Müllrose Zollstation war und auch Beeskow Grenzstadt. Er hatte eine alte Karte, wo das ganze Sachsen eine einzige hellgelbe Fläche war (terra incognita). Da bin ich also hier am Ende der bekannten Welt. Allerdings beziehen sich diese Angaben auf die Zeit so von Friedrich dem Großen.

Ich hoffe, dass es Frau Lehmann gut getan hat, dass ich dagewesen bin. Sie will keine neuen Kunden mehr nehmen, aber wenn ich mit noch einem Buch käme, würde sie das auch mit nur einer Hand machen. Hoffentlich gelingen ihr weitere Fortschritte, aber immerhin hat die beiden das nicht umgeworfen und sie sehen trotz allem der Zukunft optimistisch entgegen.

Der Helenesee, den mir heute Morgen der Wirt empfohlen hat und dann noch mal der Busfahrer – ich war auf der Rückfahrt von Biegen der einzige Passagier und konnte meiner Redseligkeit wieder freien Lauf lassen – liegt auf der halben Strecke nach Frankfurt und wenn ich ihn sehen wollte, müsste ich wohl dreißig Kilometer mit Rucksack machen. Also werde ich mir das auch für später aufheben und sehen, dass ich bis zum Zug in Briesen-Finkenherd komme, der immer '43 fährt.

Damit möchte ich für heute schließen meine Liebste, da auch allerlei Geschwätz bei meiner Rede ist und Du ja sagtest, dass sicher nicht jeder Tag so erlebnisreich ist. Ich hätte auch was darum gegeben, wenn ich Frau Lehmann gesund und munter angetroffen hätte.

Christian Rempel

11 MÜLLROSE-EISENHÜTTENSTADT

Diesmal ist der Wirt nicht zum Frühstück da, sondern eine offenbar polnische junge Frau, die erst für das Frühstück sorgt, nebenbei die Gaststube sauberzumachen hat und danach die Zimmer aufzuräumen. Sie bringt mir freundlicherweise Milch zum Kaffee, als ich sie darum bitte.

Beim Frühstück komme ich ins Gespräch mit zwei Herren, die offenbar aus dem Westen stammend, sich in der Gegend niedergelassen haben und die auch Fahrrad für besser halten als eine schnöde Wanderschaft. Ich soll doch mal mit dem Herrn Schleusner sprechen, der 81-jährig am Markt wohnt und der ein Bein amputiert bekommen hat, aber noch voller Lebensmut sei. Also lasse ich den Rucksack in der Pension stehen und gehe noch mal in die Stadt. Als ich das Haus gefunden habe, öffnet eine ältere, wahre Dame, die mir bescheidet, dass der Herr Schleusner sehr krank sei und keinen Besuch empfangen könne. Er ist offenbar gerade im Bad und hebt einen Protest an, aber die Dame lässt sich nicht erweichen, und wenn ich an mein Zeitpensum denke, war das auch ganz gut so.

Ich gehe noch mal bei der schönen Bäckerin vorbei, aber eine andere Verkäuferin ist da und ahnt schon nichts Gutes, als ich nach der sonntäglichen frage, die sich sogar als die Chefin herausstellte, obwohl sie noch sehr jung an Jahren ist und natürlich viel netter. An Umsatz mache ich auch nur ein Plunderstück und gehe dann wieder den Naturlehrpfad entlang zur Pension zurück. Die Polin ist gerade mit dem Zimmermachen beschäftigt, hat aber noch meinen Waschlappen und die Gallseife gefunden, die ich vergessen hatte. Ich gebe ihr 5 Euro Finderlohn, weil sie sicher sehr schlecht bezahlt wird.

Dann gehe ich am Oder-Spree-Kanal entlang auf einem Weg, der wirklich nur als Fußweg geeignet ist, aber einigermaßen schön. Bei Kaisermühl mache ich auf einer Bank Rast und als ich wieder aufstehe und nur zehn Schritte weitergehe, finde ich einen einladenden Tisch mit zwei Stühlen, gleich dahinter so ein niedriges Haus und hinter der Tür eine Frau, die auch gleich öffnet, als ich sie nur durch die Scheibe ansehe. Wie im Märchen hat sie so eine geteilte Tür, die man oben und unten getrennt öffnen kann. Sie öffnet also den oberen Teil und gibt mir Auskunft über den Weg, wobei ich die Beschreibung aber nicht ganz verstehe. Auf jeden Fall muss ich am Kanal weiter bis Schlaubehammer und dort soll ich auf die Teerstraße.

An diesem Zwischenziel finde ich eine Gaststätte, die eigentlich erst um elf öffnet und als ich schon weitergehen will, kommt eine Kellnerin aus der Tür und lädt mich ein hereinzukommen. Es waren der Kellnerinnen sogar zwei, obwohl nicht zu erwarten stand, dass heute jemand kommen würde. Eine breitet eine Karte aus und zeigt mir den Weg zum Helenesee, dessen Wegweiser mich schon seit gestern immer gelockt hatten. Aber vier Kilometer hin und vier Kilometer zurück deshalb? Es ist ja auch nur ein gefluteter Tagebau, vielleicht der nördlichste Braunkohlentagebau, den ich kenne, aber sie schwärmen davon, als wäre es die Ostsee. Ich kaufe einen Kaffee und die Karte und ziehe los. Es kam mir gar nicht so weit vor, obwohl es vier Kilometer an dessen Südseite waren. Der See hatte an der gegenüberliegenden Seite einen Badestrand, der früher noch schöner gewesen sein soll, aber irgendwelche Investoren hatten den feinen Kies verkauft und so kommt jetzt ein bisschen das Braun der Kohle durch. Aber das Wasser ist wirklich sehr klar und ziemlicher Wind ist auch, wie an der Ostsee.

Als ich dann den Weg in Richtung Großlindow einschlage, das etwas östlicher am Friedrich-Wilhelm-Kanal liegt, setzt sich eine Fliege auf meinen Zeigefinger und bleibt dort einfach sitzen. Ich taufe sie Helene, was doch ein ziemlich zauberhafter Name ist, und Helene bleibt auf meinem Finger ruhig sitzen, bis wir Großlindow erreichen. Erst kurz vor dem Ort fliegt mein Wanderkamerad davon. Ich hatte die ganze dreiviertel Stunde unserer Zweisamkeit daran denken müssen, dass sich die Kellnerinnen gewundert hatten, dass ich so allein gehe. Dabei war ich gar nicht so einsam, hatte Dich im Herzen und Helene auf dem Finger.

Von Lindow nach Brieskow-Finkenherd bauen sie gerade einen ziemlich breiten Weg am Kanal entlang und gleich als erstes komme ich an eine Brücke, an der sie noch herumwerkelten. Die Ansätze fehlten noch und es war nicht klar, wie man da hochkommen sollte. Ich dachte schon daran, auf die schmalen Betonteile zu springen, aber seitlich war glücklicherweise so etwas wie eine Stufe eingelassen. Die Arbeiter sind meistens ziemlich unfreundlich und als ich noch ein Stück Weges gegangen war, sah ich plötzlich dieselbe Situation wie im Sutschketal, dass auf der anderen Seite des zu einem kleinen See erweiterten Kanals ein Schwan in aller Ruhe gründelte. Aber dieser hier war zahmer, denn er kam zu mir herüber- geschwommen und hielt sich die ganze Zeit, die ich auf der Bank saß, in meiner Nähe auf, obwohl er nicht hungrig zu sein schien. Und mit einem Mal fühlte ich mich wie in eine Märchenwelt versetzt, denn ein Enten- pärchen kam herangeschwommen, bei dem das Männchen die seltsamsten Formen, Färbungen und Zeichnungen aufwies. Ich konnte mich gar nicht lassen über diese Schönheit des Erpels und wusste natürlich nicht, dass ich mich jetzt wie ein Mandarin hätte fühlen sollen, dass mir ein solcher Anblick zuteil wurde. Der einzige Mann, der mir begegnete, war es dann auch, der mich aufklärte, was das für Enten seien, nämlich Mandarin-Enten, und dass sie wohl einem Züchter ausgerissen seien.

Dann musste ich wohl in Brieskow-Finkenherd angekommen sein, denn ich wollte gerade für den ufernahen Asphaltweg meinen Hackenporsche in Dienst stellen, als Du anriefst und wir dann einige Kilometer zusammen gegangen sind. Allerdings war ich zum Schluss auf dem falschen Wege nach Norden, weil ein Bösling den Wegweiser verdreht hatte, wodurch ich anderthalb Kilometer wieder zurück musste. Dann habe ich mich noch bis Wiesenau über weitere Baustellen durchgeschlagen und habe dort nach dem Bahnhof gesucht und bin die letzten 13 km per Bahn gefahren, wobei ich allerdings wieder nichts zu bezahlen hatte.

In Eisenhüttenstadt hatte ich dann auch noch eine dreiviertel Stunde bis nach Schönfließ heraus zu laufen, da sehe ich, dass neben der gebuchten Pension, über deren Preis ich mich schon die ganze Zeit geärgert hatte, noch eine andere war. Ich ging also erst zu der gebuchten, musste den Kellner heraustelefonieren und habe mir das Zimmer zeigen lassen, das sehr schön war, aber eben ein Bayernzimmer (was das wohl hier soll?). Ich sagte, dass ich mich erst noch einmal anderweitig umsehen wolle und der Kellner moserte herum. Ich solle unbedingt noch mal anrufen, gab er mir auf den kurzen Weg. Die andere Pension hatte ich dann auch nur am Funktelefon und es war ein bisschen ein Risiko die teure schon abzusagen, wo ich der Chefin dann auch am Telefon noch ein Lied vorsingen musste, auf dass sie sich dreinschicke. Dann kam der Billigpensionsinhaber aber wirklich und alles ging seinen Gang. Er hat sogar kostenloses Internet. Eben war ich dann noch ein Steak au Four essen in der Teuerpension, aber es ist scheinbar wirklich so, dass, wenn man seine Interessen selbstbewusst genug vertritt, die Leute dann auch ein Einsehen haben.

Damit könnte der Tag nun gut zu Ende sein, aber ich glaube, ich habe eben eine Email Partnerin verloren. So weit wollte ich es eigentlich nicht kommen lassen, weil jetzt alles wieder ist, wie vorher. Aus irgendwelchen Gründen hatte ich nämlich beschlossen, dass großzügige Angebot von Corinna, die ja nicht sehr weit von Eisenhüttenstadt wohnt, dass ich auch ungegrüßt vorbeiziehen könne, anzunehmen und es genau so zu machen. Mich hatte wohl die Formulierung dazu bewogen, dass ich dies so halten könne, wenn es aufgrund der Eifersucht meiner Frau nicht anders ginge. Das war nun nicht mehr die begabte und immer verständnisvolle Corinna und es dauerte nicht lange, da kam dann auch von ihr die Quittung, dass sie den Kontakt abzubrechen wünsche. Damals hatte ich das noch für die Laune einer beleidigten Leberwurst gehalten, denn sie warf mir vor, dass ich es nicht einmal fertigbrächte, der Frau, mit der ich mich nun schon wochenlang schrieb, auch nur in die Augen zu schauen. Nie hätte ich gedacht, dass sie ihr Schweigen dann wochenlang durchhalten würde und es erst wieder aufgeben, als ich mich in einer sehr misslichen Lage befand.

12 FORREST GUMP

Tom Hanks ist einer der wenigen Schauspieler, die ich kenne, und er war vier Monate vor mir in Eisenhüttenstadt. Sein berühmtester Film ist Forrest Gump. Nun ist unser "Forrest Gump", ein Obdachloser in Waltersdorf, auch immer zu Fuß unterwegs und ich bin zu Fuß hierher gekommen. Von dem echten stammt der Ausspruch: "Das Leben ist wie eine Pralinenschachtel, man weiß nie, was man bekommt." Es hat die Ironcitizens mächtig stolz gemacht, dass sie nicht nur in der jüngsten Stadt Deutschlands leben, sondern auch Tom Hanks, ein Berufener, gesagt hat, hier könne man leben, arbeiten und lieben.

Diesen Eindruck macht das morgendliche "Hütte" allerdings nicht, wo früh kaum eine Menschenseele unterwegs ist, und wenn sie sich erheben, gehen sie in Jogginghosen los. Ich gehe aber erst mal in eine sogenannte Backstube, in die sich außer mir gerade mal zwei verirrt haben (es ist dreiviertel neun). Die Kasse wird nur mal kurz besetzt, wenn sich jemand daneben stellt, ansonsten hat die Verkäuferin anderes zu tun und das Angebot ist lieblos und billig. Diese Szene nun direkt neben dem Friedrich-Wolf-Theater, das zwar äußerlich gut in Schuss ist, aber drinnen sind nur noch ein paar unsägliche Provinzveranstaltungen angekündigt. Daneben ist aber die Touristinformation, deren Glanzpunkt darin bestand, dass sie vor kurzem Tom Hanks in wenigen Stunden einen Stadtführer verschafft hatten.

67

Das kann ich fast nicht glauben, wenn ich sehe, wie dort gearbeitet wird. Ich frage erst nach dem Stahlwerk und sie wissen nicht mal, wie viele Hochöfen noch in Betrieb sind, sind aber wenigstens ob der Bildungslücke betroffen. Dann bitte ich sie, mir ein Quartier für morgen auf dem Weg nach Guben zu buchen und zwei suchen mit vereinten Kräften eine Telefonnummer heraus, die sie mir erst falsch notiert übergeben wollen. Kein Gedanke daran, dass sie vielleicht selbst einmal anrufen könnten, und die Nummer erweist sich dann auch als den ganzen Tag nicht erreichbar. Sie führen immer im Munde, dass sie Provinz seien und man kann da nur einen dicken Haken dahintersetzen.

Sie hatten mir das Ostmuseum empfohlen. Natürlich musste ich selbst herausfinden, dass es erst um elf öffnet (bis vor kurzem sogar erst um eins). Wie also die Zeit in der ziemlichen Kälte totschlagen? Da ich noch nichts Rechtes gefrühstückt hatte, ging ich in eine Bäcker-Fleischer-Kombination, die ja versprach, vielleicht auch etwas Deftiges zu haben und bestellte zwei halbe Hackepeterbrötchen. Das war nun eine sehr lebendige Verkäuferin, die auch eine Menge erzählte. Zunächst war da noch ein Mann mit Kind und ich tippte richtig, dass das Kind wohl krank wäre. Er hatte nur zwei Euro, aber mein Hackepeterbrötchen hatte ihm so einen Appetit gemacht, dass er dann auch mit einem loszog.

Das Gespräch ging erst um meine Wanderung und es stellte sich heraus, dass die Verkäuferin aus Guben war. Ich erfuhr, dass dort dieser unsägliche Plastinator Gunther von Hagens 120 Leute beschäftigt, was aber auch nicht mehr so gut zu laufen scheint. Weiterhin war ja gerade in den Schlagzeilen, dass First Solar trotz 25 Mio Fördermitteln gerade Pleite macht. Das Credo der Verkäuferin und eines anderen Hinzugekommenen bestand darin, dass die DDR eben Schulessen, Bus, Bahn und Mieten subventioniert hat und man heute die großen Firmen subventionieren müsse. Ich zog mit noch einem Stück Kuchen als Wegzehrung weiter.

Tatsächlich hatte das DDR Museum jetzt geöffnet und mein Eindruck war etwas zwiespältig, denn einerseits ruft es Erinnerungen wach an Dinge, die uns damals umgeben haben, aber andererseits scheint es auch ein bisschen tendenziös zu sein. Dass ausgerechnet eine ehemalige Kindertagesstätte dafür genutzt wurde, ist auch ein bisschen zweifelhaft, aber immerhin kann man sehr schöne Bleiverglasungen von keinem Geringeren als Walter

Womacka bewundern. Mit der Aufsichtsperson konnte man sich gut unterhalten, aber sie war immer ein bisschen auf der Hut, nicht allzusehr von der meinerseits geäußerten Meinung abzuweichen. Auf dem Wege nach Fürstenberg, dem historischen Stadtteil Hüttes, erstand ich dann mein zweites Paar Einlegesohlen, allerdings bei Tedi, weil ich in der ganzen "armen" Stadt nicht einen ALDI gesichtet habe.

Ich ging hinunter nach Fürstenberg, was ein anheimelnder Ort ist und von Berg kann nur insofern die Rede sein, dass er ein wenig höher liegt, als die Oderwiesen. Ich suchte die Arbeitslosenbuchhandlung in der Königstraße auf, wo nicht weniger als vier Leute auf engem Raum und einem beachtlich aufgeräumten Bestand zugange waren. Ich wollte für Corinna etwas abgeben, aber eine ziemlich hagere und unhübsche, aber herzliche Frau sagte mir, das solle ich ihr doch selber geben. Als ich einwandte, dass das eine ein bisschen heikle Angelegenheit sei und ich nicht wisse, ob ich nicht wenigstens erst mal anrufen solle, sagten sie, anrufen kann man doch immer und diesen Gegenstand könne man doch auch einfach in den Kasten stecken.

Der netteste Mitarbeiter war aus Lindow, das ich am Vortage passiert hatte. Er nahm diesen weiten Weg für wenig Geld auf sich und ich konnte einige meiner Wandererinnerungen mit ihm teilen. Als er das erste Mal das Mandarin-Entenpärchen gesehen hat, dachte er, dass er doch so besoffen gar nicht sein könne. Dann saß ich auf einer Bank am Hang zum Oder-Spree-Kanal und las Dein liebes Gedicht. Das hat mich sehr berührt, dass Du es für mich geschrieben hast, obwohl Du doch schon gesagt hattest, Du wolltest nie wieder eins schreiben.

Auf den Weg

Es läuft ein Mann so seinen Weg
durch unbekannte Weiten,
kreuzt hier und dort mal einen Steg
und lieb Gedanken ihn begleiten.

Zuhaus da sitzt die holde Frau
und webt an einem Teppich
und schaut er hin so ganz genau
der Teppich wird nicht fertich.

Sie trennt ihn auf so viele mal,
bis er kehrt heim zu ihr.
Er wandert über Berg und Tal
und steht bald vor der Tür.

Da küsst sie ihn ganz lieb und sacht
auf Auge Mund und Herz,
verbringt mit ihm die schönste Nacht,
oh nein, dies ist kein Scherz.

Denn ihre Liebe hält stets Schritt,
egal wie weit er geht,
ihr Herz, das läuft ganz leise mit
und singt ein Lied ganz stet.

Ein Ringlein hat er ihr geschenkt
aus zartem, reinen Gold,
dass sie doch immer an ihn denkt
ach ist dies Weibe hold.

Doch auch der Mann ist eine Pracht,
sucht nach dem göttlich Zeichen,
setzt seine Füße immer sacht,
um dieses zu erreichen.

So geh den Weg Du Wandersmann,
lauf weiter, such den Ort,
komm bitte wieder bei mir an,
schenk mir das schönste Wort.

Es heißt: "Oh, Liebste Du bist mein,
was mich auch fort hier triebe,
ich werde immer bleiben Dein,
ich schenk Dir meine Liebe"

A.R. 18.4.2012

Es war wirklich ein herrlicher Ort und ich schrieb Dir ein kleines Gedicht zurück.

Das Leben ist wie ein Roman,
die Worte sind aus Liebe.
Es fängt doch immer wieder an,
wie sehr man es doch lieben kann,
werd' nie des Laufens müde.

Als ich aber ging, um doch noch die gesprengte Oderbrücke anzu-
schauen, hatte ich einen Blick auf die Fürstenberger Kirche, die sich hinter
einem blühenden Mandelbäumchen malerisch aufgebaut hatte und sandte
ein Foto an Corinna, die sich aber daran hielt, kein Wort mehr zu schreiben.

Von der Oder lief ich bis zum Busbahnhof, was gut drei Kilometer sind
und sah nach, ob ein Bus nach Pohlitz fährt. Das war aber nicht ersichtlich
und natürlich gab es keine Information oder so etwas. Hütte hat ja nur
noch 30 000 Einwohner mit sinkender Tendenz. Da dachte ich, dass ich
unbedingt mal zum Werk gehen wolle, was sich, bis zu einem Nebentor
nur, als beträchtlicher Fußmarsch herausstellte. Ich unterhielt mich mit dem
Pförtner und er fragte noch in der Verwaltung nach, ob nicht vielleicht
morgen irgendeine Führung sei, doch das Glück war mir nicht hold. Nicht
einmal eine Postkarte gibt es von einem Hochofen, obwohl doch vier von
ihnen, noch aus DDR-Zeiten, zu einem technischen Denkmal erklärt
wurden und überhaupt Eisenhüttenstadt das größte Flächendenkmal
Deutschlands ist. Ich solle einen Tabakladen im sogenannten Citycenter
aufsuchen, was mir dann auch gelang, aber auf den fünf Postkartenmotiven
dort war nicht ein einziger Hochofen.

Dann machte ich mich mit einem Coffee to go auf den Weg nach
Pohlitz. Der Weg führte an der Fernverkehrsstraße entlang und man hatte
manchen Blick auf das große Werk. Es lag aufgerollter Bandstahl herum,
der schon ein wenig vor sich hin rostete. Auch kam ich an einem weiteren
Werktor vorbei, wo doch tatsächlich noch EKO (Eisenhüttenkombinat
Ost) dran stand.

Als ich noch gar nicht im richtigen Dorf Pohlitz angekommen war,
prangte da an einem weitläufigen Autohaus ein Schild "Autowerkstatt
Hein". Wohl ein Zufall, denn ich konnte da noch nicht wissen, dass es
etwas mit Corinna zu tun hatte, deren Nachname Hein ja häufiger sein

könnte. Ich ging an der Handvoll Häuser des Ortsteils Pohlitzer Mühle vorbei und fragte dann beim letzten nach den Heins. Das Dorf sei noch weitere zwei Kilometer weit weg. Ich sagte, ich wolle eigentlich nur etwas abgeben, da schlug der Mann vor, in der Werkstatt nach Thomas Hein zu fragen, das sei ihr Bruder. Ich war erleichtert, dass ich nicht noch weitere zwei Kilometer hin und die gleiche Strecke zurück laufen musste, begab mich zur Werkstatt zurück, trat ein und fragte einen Mann, der gerade ein uraltes Motorrad auseinandernahm, nach Thomas Hein. Er rief ihn, aber der hatte offenbar keine Lust zu kommen. Als er dann doch ziemlich missmutig da war, sagte ich, dass ich etwas für Corinna abgeben wolle. Da stellte sich heraus, dass der erste Mann, den ich angesprochen hatte, ihr Vater war, der dann sogar mitkam bis vor die Werkstatt und sich mit mir unterhielt. Ich machte mich auf den Rückweg und mir war etwas traurig zumute. Ich hoffte, dass Du anrufst, aber ich fand dann eine Abkürzung zu meiner Pension, die ja am westlichen Ende von Eisenhüttenstadt lag, so dass ich Dich bald anrufen konnte. Nun fürchte ich, dass ich mir diese Frau, Corinna, auch schon zum Feinde gemacht habe, denn sie hält an ihrem Schreibmoratorium fest, obwohl ihr der Gegenstand doch schon zugegangen sein muss. Vielleicht fühlt sie sich auch schon belästigt.

Dieser Gedanke einer möglicherweise aufgebrochenen Feindschaft machte mir ein bisschen Angst, denn sie wusste ja, dass ich nicht immer Herr meiner Sinne gewesen bin, und ein Mann, der mit einem Messer, einem Kasper und einem Drachen durch die Gegend zieht, kann leicht für verrückt erklärt werden, der irgendeiner weiblichen Person nachstellt, die deutlich erklärt hatte, dass sie ihm keine Emails mehr schreiben möchte.

Wenig später ging ich wieder ins Gasthaus "Zur Sonne", das ja gleich nebenan liegt. Ich hatte in meiner Offenherzigkeit dem Vater von Corinna auch erzählt, wo ich hier wohne und wenn sie mich wirklich hätte sehen wollen, dann hätte sie nur mal in den Gasthof fahren müssen. Ich füge das hier lediglich hinzu, weil Du gern noch etwas von meinen Phantastereien lesen wolltest. Als ich nämlich so gegen sieben in die Gaststätte kam, saß da ein Ehepaar, die den hiesigen Geheimtipp zu sich nahmen, den Misthaufen, wie ich später erfuhr. Als die Kellnerin kam, war ich noch in die Geschichte des Hauses vertieft, die auf der ersten Seite der Speisekarte stand, und sagte einfach, ich möchte das gleiche wie dieses Ehepaar. Die Kellnerin beschied mir, doch erst mal in die Karte zu gucken und war nicht bereit, diesen schnellen Entschluss zu akzeptieren. Auch das Ehepaar war zu Scherzen aufgelegt und verriet mir nicht, wie das deftige Pfannengericht hieß, sondern sagte nur, es finge mit M an. Nun hatte ich schnell heraus, dass das der Misthaufen sein müsse, aber die Kellnerin ließ das immer noch nicht gelten und ich musste noch die beiden Varianten (mit Pommes Frites oder Bratkartoffeln) herausfinden, ohne dass sie dies eines Hinweises für wert gehalten hätte. Bald kam dann auch das opulente und preiswerte Gericht, das man wohl ein bisschen schwer machen musste zu bestellen, weil es eben der Renner der Gaststätte ist.

Als ich fast fertig war, kam eine etwas rundlichere Kunstblondine herein, hängte mit etwas unwirschen Bewegungen ihre Lederjacke an den Haken und setzte sich zwei Tische weiter, ohne mich eines Blickes zu würdigen, so dass ich sie in Ruhe betrachten konnte und feststellen, dass sie eine beachtlichen Teint und einen schönen Mund hatte. Sie hatte die Augen leicht geschminkt, trug aber nicht das aus Wendisch Rietz mitgebrachte und verschenkte Schmuckstück, sondern eine grobgliedrige Kette und ihr Blick, der irgendwie nach innen gekehrt war, war der einer Brillenträgerin, die einmal auf das Nasenfahrrad verzichtet hatte. Allerdings sah sie dann auf ihr Handy, das sie neben sich auf die Bank gelegt hatte, was wieder auf gewisse Schärfe des Blickes schließen ließ. Wie nun herausbekommen, ob das etwa Corinna war? "Anrufen kann man immer", ging es mir durch den Kopf und das wäre eine einfache Möglichkeit herauszubekommen, ob die etwas unwirsche und in sich gekehrte Dame mir vielleicht gerade eine Theatervorstellung gab.

Da kam eine Anzahl mehr oder weniger unansehnlicher Freundinnen hereingeschneit und die junge Frau um Mitte dreißig stand auf, um diese Hässlichkeiten alle zu umarmen, wobei sie weiterhin keine Herzlichkeit ausstrahlte. (Ob Corinna alle ihre Freundinnen eingeladen hatte, um diesen Idioten vorzuführen, ohne ihn auch nur eines Blickes zu würdigen?) Die Damen bestellten sich bunte Biere und wohl auch etwas zu essen. Ich schreib eine kurze Email, ob ich mal anrufen kann, denn das halte ich doch für höflicher, als es einfach zu tun. Die Damenrunde beschäftigte sich inzwischen auch mit dem einen Handy und sie sahen sich offenbar irgendwelche Bilder darauf an. Vielleicht lasen sie auch meine Email, die ich gerade gesendet hatte. Ich ging mal eine rauchen. Dann bezahlte ich und ging mit meinem Kasper wieder in meine Pension, wo ich versuchte Dich anzurufen, und als ich Dir die Tageserlebnisse dann vorgelesen hatte, weil ich sie Dir nicht schicken konnte, da schon zwei Mann im Internet waren und die Lizenz offenbar beschränkt war, da gab es Morddrohungen gegenüber dem Kasper. Du nimmst mir einfach nicht ab, dass er eine eigenständige Person ist, wenn auch nur eine Puppe, ich ihn aber liebe, weil er von Deiner Hand ist und so ein schönes und trauriges Antlitz hat.

Du sagtest, ich solle mir mal vorstellen, dass Du solche Dinger drehen würdest. Ich muss wohl einsehen, dass diese mich verbrennen würden. Wenn Du meine Penelope wärst und ich der Odysseus, dann stünde das Problem, dass der Kerl nicht treu war, aber auch lange genug unterwegs, dass alle Sünden wieder von ihm abgefallen waren als er heimgekehrt war. Ich aber bin Dir treu wie Gold und es wäre gut, dem Kasper sein Leben zu lassen und anzuerkennen, dass er wirklich eine eigenständige Person ist und sich eben mal in Corinna unsterblich verliebt hat, wenn man über diese Dinge nicht verzweifeln will. "Es ist der Mensch, so er spielt", sagte wohl Schiller, der es selbst nicht richtig fertig gebracht hat. Wir aber wissen, dass wir trotz allen Scheins uns unendlich lieben und kleine Menschen, die sich nicht an Wunder herantrauen, immer nur Zuschauer unseres Glückes sein können. Schiller hat immer das zum Ausdruck gebracht, was er meines Erachtens nach selbst nicht richtig konnte, aber mir ist es gegeben, wirklich denken zu können: "Milli – onen seid umarmt". Das habe ich allein Dir zu verdanken!

13 DIE FLUCHT

Der Plan am nächsten Tag war ja einfach: sich die Straße entlang zu begeben bis zu den Diehloer Bergen, deren Bezeichnung ich bald wieder vergessen hatte, und dort das "Wintersportzentrum" zu suchen. Aber schon auf der ersten Straße, noch mitten in Schönfließ, das keinen Bäcker mehr hat und keine urige Kneipe mehr, die wohl das geschäftüchtige Gasthaus "Zur Sonne", die Teuerpension, verdrängt hat (als ich das erfahren hatte, setzte ich auch keinen Fuß mehr dort hinein), hatte ich den Namen des Höhenzugs schon wieder vergessen. Jetzt aber sah ich ein Grundstück mit vielen Bienenkästen im Vorgarten. Ein Schild kündete von Honig aus den Diehloer Bergen, wodurch ich mich an den Namen des Ziels wieder erinnern konnte.

Es gab keine Klingel und am zurückgesetzten Tor war so ein Metall-bügel, den man hochschieben konnte, um die Drahtzauntür zu öffnen. Da gewahrte ich noch ein Schild: Tagesmutter. Ob das die Partnerin des Imkers war? Als ich leicht an der Glocke der Haustür schellte, kam eine sehr nette Frau mit einem kleinen Kind auf dem Arm an die Tür, zeigte auf meine Frage auf ein zurückgesetztes Häuschen im Garten, in dem wohl der Imker lebte, wenn er nicht gerade, wie zu dieser Morgenstunde eben, in den "Bergen" sei, denn das sei doch jetzt die Zeit für die Bienen. Das Kind fremdelte mir gegenüber etwas und als ich meinen Kasper aus dem Rucksack zeigte, wandte es sich sogar ab. Später stellte sich heraus, dass es kein aufgenommenes Kind war, sondern wirklich die Enkelin der Frau. Sie sagte, ich solle mal so nach 16:30 Uhr wiederkommen.

Als nächstes kam ich an den Rosenhügel, von dem ich auch schon gehört hatte, und fand dort zwei mehr oder minder hässliche Steinskulpturen vor. Eine Truppe vom Gartenamt war gerade dabei, nach getaner Arbeit wieder weiterzuziehen, und sie verluden alles auf ein Multicar. Es war dann nur noch die Fahrerin da und wartete, bis ich vorbeigegangen war, bevor auch sie abfuhr. Die Rosen waren zu dieser Jahreszeit natürlich nur Dornen (eigentlich ja Stacheln – ich weiß) an mehr oder weniger trockenen Zweigen, aber auf der Höhe stand von Bögen überwölbt eine Bank und man konnte von dort einen Teil der Stadt überblicken. Ich versuchte noch mal den Empfang des Stahlwerks anzurufen, denn den ganzen Spaziergang hätte ich eingetauscht gegen einen Blick ins Innere des gigantischen Werkes, das wohl allein eine Fläche von zehn Quadratkilometern hat. Aber ich hatte kein Glück.

Aufs Gratewohl ging ich in die Berge, die ja die ganze Stadt nach Westen hin säumen und sie von dem langgestreckten Schlaubetal trennen. Der Weg führte mich automatisch nach Norden, wo ich ja, wenn ich immer so weitergegangen wäre, wieder einmal in Pohlitz herausgekommen wäre. Tatsächlich war ich immer noch nicht ganz von dem Gedanken geheilt, wenigstens mal die Umgebung kennenzulernen, die Corinna mit *wogenden Kornfeldern* mal etwas poetisch umschrieben hatte. Wenn mich also der Weg dorthin führt, dann wird es schon seine Ordnung haben.

Dann besann ich mich aber auf das selbstgestellte Programm und folgte der Vermutung, dass dieses Wintersportzentrum doch südlicher liegen musste, als da, wo ich mich jetzt befand, und ging über die Höhen mitten durch den Wald nach Süden, bis ich wieder an die Straße kam, die ich, immer noch auf der Höhe befindlich, überquerte. Parallel zu dieser Straße hatte man ja einen Radweg eingerichtet, aber ich hatte schon erfahren, welch unzulänglicher Behelf das für einen Wanderer ist, der sich dann nur auf der anderen Seite der Leitplanke eben doch wie ein langsames Auto bewegen muss.

Ich ging auf einem Trampelpfad entlang, der im rechten Winkel zur Straße weiter nach Süden führte, und fragte mich schon, was der solide Zaun dort oben zu bedeuten habe. Da sah ich, weiter unten liegend, die Freilichtbühne, die wohl mal Zehntausenden Platz geboten haben soll und die jetzt auf 3 000 zurückgebaut war. Ich erinnerte mich, dass der

Pensionsboss auch von der Freilichtbühne gesprochen hatte, und bewunderte gerade ein ausgedehntes Schlehengebüsch, als eine Radfahrerin vorbeikam, eine alternativ gekleidete junge Frau, die auf meine Frage nicht mal mit einer Kopfwendung reagierte, denn natürlich war ich da oben auch wieder der einzige Mensch, wie auf dem ganzen Gang vom Rosenhügel her. Sie hatte wahrscheinlich einfach etwas Angst anzuhalten.

Nicht viel später kam ich aber an dem menschenleeren Abfahrtshang an, der noch einen schöneren Blick über die Stadt bot als der Rosenhügel. Der enthusiastische Pensionsinhaber hatte mir ja etwas von Schneekanonen und sagenhaft anmutenden Zerstreuungen, ungeachtet der nicht ganz winterlichen Verhältnisse, selbst in der kältesten Jahreszeit, gesprochen und dass das ganze Zentrum der Euphorie der fünfziger Jahre zu verdanken gewesen war, wo man alles zu packen glaubte. Selbst als ich ihm später von der nur noch halben Sprungschanze erzählte, war die Legende noch nicht begraben, denn man würde die andere Hälfte von Fall zu Fall wieder dazubauen, wenn mal wieder Saison ist. Aber der Augenschein war dawider, der große Wintersporttraum in Ironcity wohl endgültig begraben.

In zwei Kilometer Entfernung sah ich in Richtung Westen ein Dorf auf dem hier oben ebenen Feld liegen, zog Jacke und Pullover aus und machte mich auf den Weg dorthin, wobei ich wohl ob der gar nicht mehr bergigen Landschaft den Namen der eben beschrittenen Höhen wieder vergessen hatte. Als ich dann aber das Ortseingangsschild Diehlo las, war es mir wieder klar, dass es die Diehloer Berge gewesen waren und ich gerade an der namensgebenden Ortschaft angelangt war. Wieder ein Dorf ohne Kirche, Kneipe oder Laden und ich schlug, immer noch dieser Tension (inneren Spannung) folgend, nördlich strebend, den Weg nach Fünfeichen ein, das nun allerdings 6 km entfernt lag, und da ich von diesem Ort schon in Müllrose gehört hatte, das doch ganz am Nordende des Schlaubetals liegt, mir einen lebhaften Ort mit allen möglichen Gaststätten und Geschäften und regem Busverkehr vorstellte.

Der Weg war ziemlich eintönig und führte durch profanen Kiefernwald und nur ein Schild, das vom letzten Schlaubetalmarathon übriggeblieben war, erinnerte mich daran, dass ich mich immer noch in dieser lieblichen Gegend befand, die sich doch sogar noch weiter südlich, als es Eisenhüttenstadt ist, ausdehnt. Als ich in Fünfeichen ankam, sah ich nicht mal eine Bushaltestelle, die es aber sicher noch gibt, keine Gaststätte, aber einen Kindergarten "Spatzennest". Da dachte ich, dass vielleicht mal mein Kasper einen Auftritt geben könnte, aber es waren keine Kinder zu sehen und sie wären dort wohl auch nicht eingestellt auf einen seltsamen Mann, der einen Kasper, der noch dazu Liebeskummer hat, im Rucksack führt. Zwar sind es ja gerade die traurigen Figuren, die am meisten rühren können, aber es wäre auch nicht recht gewesen, Schwermut auf andere zu übertragen.

Auf dem Dorfplatz neben der Kirche sah ich zwei Verkaufswagen stehen: einen Fleischer und einen Bäcker, aber ich dachte trotz meines Hungers nicht daran, mich dorthin zu begeben. Es musste ja eine Verkaufsstelle da sein, so hatte mir ein Passant gesagt. Die könnte zwar gut gerade nicht offen haben, und wenn ich dann zurückkehren würde, wären auch die Wagen sicher weg. Aber Hungern ist besser, als nicht auf sein Glück zu vertrauen. Tatsächlich hatte dann die Verkaufsstelle offen und ich bestellte einen Kaffee mit richtiger Milch, Wiener und zwei Stücken Kuchen. Ich kam mit der Verkäuferin ins Gespräch, denn ich war die ganze Zeit allein im Laden. Da kam sie mit einer Karte, auf dem der ganze Weg von Waltersdorf bis dorthin erkennbar war. Diese Karte hätte ich gern gehabt, aber sie sagte, sie sei unverkäuflich und gehöre dem Anglerverein. Als ich am letzten Stück Kuchen kaute, es war eine "Windmühle", kamen noch zwei andere Kunden und eine wollte dann auch gleich eine Windmühle haben. Ich hätte nicht gedacht, dass ich je auf einen Menschen auch nur die geringste Wirkung haben könnte, doch die Windmühle hatte eine solche.

Die Verkäuferin hatte mir auch den Weg ganz genau erklärt, wovon ich mir allerdings wieder mal falsche Vorstellungen machte. Da sollten Schweineställe sein und dann sollte es nach rechts zu einer Forellenanlage gehen. Ich bat noch um etwas Wasser und sie goss mir aus ihrer Seltersflasche etwas zu dem Rest, den ich immer in meiner Trinkflasche lasse. Ob ich mir mal die Hände waschen könne, wagte ich nicht zu fragen. Als ich aber an den Schweineställen ankam, waren da gerade zwei Männer an einem Hydranten zugange, um einen auf dem Fahrzeug befindlichen Wassertank zu füllen. Es lief etwas Wasser am Schlauch herunter und ich beugte mich herab, um meine klebrigen Hände zu waschen. Da sagte der eine, aufgeweckte, dass sie mir gern den Wasserhahn öffnen, der sich an der Vorrichtung befand.

Ich bekam noch eine Wegbeschreibung, dass ich nämlich immer geradeaus laufen und mich gar nicht rechts, wie die Verkäuferin gesagt hatte, sondern südlich halten soll. Das wäre dann allerdings der Weg nach Pohlitz gewesen. Als ich von meiner Wanderung sprach, erzählte der Aufgeweckte von einem Freund, der vorgab durch die Alpen gewandert zu sein, obwohl er selbst ihn 30 km vor dem Ziel abgeholt hatte und dieser dann auch noch eine etwa gleichlange Strecke mit dem Bus gefahren war. Ich bräuchte nur nicht zu sagen, dass ich zwei Tage vorher von Wiesenau zwei Stationen mit dem Zug gefahren sei, wenn mich das doch auch kein Fahrgeld gekostet hätte. (Zu solchen Flunkereien kann ich mich aber nicht durchringen.) Andere seien von einer Hafenstadt Norwegens mit dem Fahrrad vier Wochen bis zum Nordkap unterwegs gewesen und wieder andere müssten dringendst auf den Kilemandscharo. Ja, die Welt sei schon verrückt. Ich hörte noch, dass das alles hier früher STASI Gelände war, dass die Jungs offenbar auch Naturschönheiten zu schätzen gewusst hatten, und Jagdgebiet soll es auch gewesen sein, aber ich sah, solange Du noch nicht da warst, nicht ein einziges Wild.

Der Weg erwies sich als einigermaßen endlos und ich hatte genug Zeit, entweder auf die Forellenzucht zu hoffen oder darauf, dass mich der Weg doch noch unversehens nach Pohlitz führen würde. Im Mindesten wollte ich doch sehen, ob Corinnas Beschreibungen der Landschaft stimmten, obgleich ich mich gar nicht mehr an diese erinnern konnte. Aber, wie ich schon ihrem Vater gesagt hatte, tat es mir in der Seele weh, dass sich immer mehr junge Frauen aus Brandenburg verabschiedeten (Corinna wollte auch fortziehen), obwohl ich von dem Eineurojobber in der Arbeitslosen-buchhandlung am Vortag doch gehört hatte, er wolle um keinen Preis von hier, also aus Brandenburg, wegziehen. Einige Tage später sollte ich von meiner Schwägerin hören, dass es gänzlich unverständlich sei, wenn junge Leute, die keinen Anhang weiter haben, sich nicht entschließen könnten, ihr Glück in der weiten Welt zu suchen, wie es doch auch ihre Tochter getan hatte. Doch frage ich mich im Stillen, um welchen Preis das nur geschieht.

Vorbei an eingezäunten – mit Hinweisschildern auf den privaten Besitz versehenen – Teichen, säuberlich aufgestapelten Baumstämmen, hatte ich lange nichts zu entscheiden, hielt mich dann aber doch nördlicher und kam nach etwa einer Stunde Wegs tatsächlich an die Forellenteiche. Nun war als nächstes der Grubenweg zu finden, aber das Dutzend Angler, die, wie ich später hörte, nicht allein ihrem Glück vertrauten, sondern wie bei einem Spiel, eigens abgezählt hineingesetzte Fische zu fangen hatten, wussten nichts über Fußwege und ich wurde auf die Gaststätte verwiesen, in der ich mal wieder der einzige Gast auf einen Kaffee mit richtiger Milch wurde. Genaues wussten sie da aber auch nicht und so stapfte ich alsbald aufs Gratewohl mitten durch den Wald, der einigermaßen hügelig war. Durch Zufall war ich dann wirklich an die Gruben geraten, wo sie sich früher Braunkohle aus dem Wald geholt hatten, und es gab sogar ein Hinweisschild.

Nach einem Stück kam ich an einer Weggabelung an einen quaderförmigen Stein, in den zwei Richtungen eingekratzt waren. An der einen Richtung stand Esso und ich folgte ihm, denn Esso war dicht bei der Pohlitzer Mühle und da war ich schon einen Tag vorher gewesen. Rechterhand des Weges dorthin lagen riesige Deponien, eine davon sehr modern, und mir wurde bewusst, dass so ein Stahlwerk auch eine Menge Abfälle erzeugt, die man auf diese Weise fast ungesehen los wird. Links gab es Warnschilder wegen einbrechender Erdlasten infolge des Bergbaus, woraus man entnehmen konnte, dass die Kohle untertage gefördert worden war. Dann endlich die Esso-Tankstelle und letzte Hoffnung, dass Corinna vielleicht just in diesem Moment ihren klapprigen Polo tankt. Da war es mir dann bereits etwas seltsam wegen des Kaspers, den ich ein wenig Anteil nehmen ließ an dem, was mein eigenes Auge erschaute, indem ich ihn aus meinem Rucksack gucken ließ und die Leute ein bisschen komisch guckten, wie ein etwas betagter Mann eine Puppe mit sich herumschleppen könne. Aber eine solche göttliche Fügung gab es nicht, dass sie, deren Stimme ich nie gehört hatte und deren Antlitz ich nie gesehen, hier auftauchen würde und ich sie vielleicht nur am Auto erkennen würde, von dem ich nicht mal die Farbe wusste, sondern nur, dass es ihrer Meinung nach ein bisschen klapprig war, was man aber wohl relativieren muss, wenn Bruder und Vater in der Reparaturbranche arbeiten. Ich hatte Gott herausgefordert und er hat mir die kalte Schulter gezeigt, würde er mich auch strafen?

Wenn Sie sich, wie mein Kasper, je verliebt haben, liebe Leser, die (oder der) Erwählte nicht allzu weit weg wohnt und Sie schon die Option aufgezeigt bekamen, sich doch einfach mal in den Wagen zu setzen oder mindestens in den Zug und hinzufahren, wie ich es schon von unzähligen Internetlieben gehört habe, und der nicht sittsamer denkbaren Schreibbeziehung eine flammende reale folgt, die fast immer in einer Enttäuschung endet, dann lassen Sie den Wagen stehen, den Zug allein dahinbrausen und machen Sie sich auf Schusters Rappen auf den Weg und gönnen Sie sich die Zeit, die ihr Kopf dringend braucht, um der Aussichtslosigkeit des Unterfangens gewahr und wieder frei zu werden. Nun war ich zwar selbst gar nicht verliebt, sondern nur der Kasper, der aus meinem Rucksack hängend das ganze Tagesgeschehen aufgenommen hatte, dem inzwischen schon zwei Frauen den Hals umdrehen wollten, der noch nicht ein Kind bezaubert hatte, weil Kinder liebestrunkene Kasper nicht wollen, der auch keinen Erwachsenen hatte bezaubern können, weil man ihm seine eigenständige Existenz von dieser Seite schon gar nicht abnahm und für mich sogar zu einer Gefährdung wurde, weil er doch zu den untrüglichen Insignien eines Verrückten gehört, den man nicht zu bedauern hat, sondern der am besten aus dem Wege geräumt gehört, denn ist es nicht so, dass bei Verrückten alles denkbar ist?

Nach Schönfließ zurück war es nun der gleiche Weg wie am Vortage und ich wurde zunehmend unruhig, wie die sonst so besorgte Corinna, die mich erst unlängst und doch vielleicht nicht absolut endgültig aus ihrem Leben entfernt hatte, sich so gar nicht für den Reif bedanken konnte. Tatsächlich hatte mich mein Gefühl auch nicht ganz getäuscht, denn später erfuhr ich, dass sie zwar nicht in Panik geraten war, aber es doch als eine Unverschämtheit empfunden hatte, dass ich tags zuvor ihren Vater aufgesucht und ihm das Geschenk übergeben hatte.

Dieser Weg parallel zur B112 – zweimal mit fast den gleichen Gefühlen bestückt, einer Mischung aus Wehmut und langsam aufkeimender Angst. Und wieder grüßte mich das Werktor mit der Aufschrift EKO Stahl AG, wo doch jetzt eigentlich Arcelor Mittal hätte dranstehen müssen. Was wollten mir die Kumpels damit sagen, dass sie auf ein gewaltiges Stück Gusseisen geschrieben hatten: "Wir sitzen alle in einem Boot." Wie es einem so geht, kam mir auch das zweite Mal die Abkürzung nach Schönfließ nicht mehr gar so weit vor und bald waren wir, der Kasper und ich, in der Pension wieder angekommen. Ich machte erst mal ein Bild von der fußlosen Puppe, wie sie da enttäuscht aus der Tasche guckte, einen Maiglöckchenstiel aus Plastik in der Hand und dennoch, über den Äther die wenigen Kilometer gesandt, kein junges Frauenherz mehr rühren konnte.

Dem vielbeschäftigten, weil mehrere Firmen betreibenden Pensionsinhaber habe ich dann vom Tage berichtet und auch die zusätzliche Nacht,
die ich noch buchen musste, weil die Quartiersuche ja erfolglos geblieben
war, bezahlt. Ich berichtete das Tagesgeschehen, soweit es touristisch von
Interesse war, denn ihm lag viel daran, ein bisschen Ehre für Ironcity
einzulegen. Er war schier ein wenig verzweifelt, als ich ihm das provinzielle
Gehabe der Touristinformation berichtete und auch, dass man in der
ganzen Stadt nicht eine Ansichtskarte des sog. technischen Denkmals
"DDR Hochofen" bekommen könne. Er sagte, dass es nur so Spaßkarten
gäbe, wo man Bagger sieht, die ganze Wohnviertel abreißen und dass man
so den Wohnraum in E.H.S. künstlich verknappe, was sich mit meinem
Eindruck deckte, dass ich weder einen Penner noch so richtig verlodderte
Gegenden gesehen hatte, sich das Flächendenkmal als vergleichsweise
schmuck und die Bevölkerung als scheinbar wohlhabend darstellen. Dass
ich am Rosenhügel nur zwei minderwertige Skulpturen entdeckt hatte,
konnte er gleich richtigstellen, denn es gäbe einen Sport des Diebstahls
solcher Kunstgegenstände mit Lösegeldforderungen und allem drum und
dran, und ich solle mir doch mal das näher zur Stadt gelegene Areal
ansehen, wohin sie jetzt verlagert wurden. Mein trübseliger Bericht über das
Wintersportparadies brachte ihn nicht von der Überzeugung ab, dass im
Winter alles gerichtet, die Schanze wieder vervollständigt werde, ein Lift für
den Abfahrtshang aufgestellt würde, und wenn man wirklich sehen will, was
daran nun Legende ist, wird man sich bei guten Schneeverhältnissen selbst
mal überzeugen müssen. Wenn alle jungen Leute in E.H.S. so umtriebig
wären wie mein Wirt, ich glaube, man bräuchte sich nicht zu sorgen um die
wirtschaftlichen Perspektiven der Stadt, die allein ihm eine gutgehende
Pension, eine Gerüst- und eine Fundamentbaufirma und was weiß ich noch
alles verdankt.

Es war nun klar, dass ich nicht mehr in das Wirtshaus "Zur Sonne"
gehen würde, auch wenn das immer noch der potenzielle Treffpunkt mit
der großen Unbekannten, der Schreibgewaltigen, wie sie von sich sagte,
war, denn zusammen mit der urigen Kneipe waren doch auch der Bäcker
und der Fleischer in Schönfließ verschwunden und man musste eben schon
ein Auto haben, um sich in die Mall des City-Centers zu begeben und seine
Einkäufe zu machen. Nur den Honig bekam man noch bei dem Imker und
es war ja schon später, als mir anempfohlen war, als ich dann wieder an
dem Grundstück ankam und nunmehr einen Kühlschrank bemerkte, in

dem sich die Honiggläser befanden und an dem man sich nach dem Vertrauensprinzip bedienen konnte. Es waren allerdings nur 500g-Gläser und ich musste doch immer auf mein Reisegepäck achten. Da kam aber die Kinderfrau noch mal heraus, hatte ein kleines Glas eigens abgefüllt und mich an meinem Kasper wiedererkannt, dem sie offenbar zugetan war und keine verdächtige Bedeutung beilegte. Mein Boykott der "Sonne", ließ mich erforschen, wie das noch in Beeskow gekaufte Brot, einfach nur getoastet und mit Bienenhonig verfeinert, schmeckt. Ein etwas unangenehm wirkender Mitbewohner der Pension wünschte mir dann zu diesem "opulenten" Mahl noch guten Appetit, was ich aus irgendwelchen Gründen als unangemessen empfand.

Dann also noch mal einen Fußmarsch und den Skulpturengarten gesucht, wobei ich mich erst mal gründlich verlaufen habe, dafür aber schon einige blühende Kirschbäume auf einer Wiese bewundern konnte. Da erinnerte ich mich, dass doch die Frau in der Arbeitslosenbuchhandlung gesagt hatte, anrufen könne man immer. Da ich ja schon zu Hause Corinnas, aus dem Internet gefischte Nummer in mein Smartphone eingespeichert hatte, war das auch nur ein Touchscreen- Druck. Es klingelte und klingelte und war ja nun schon gegen acht. Es schien mir unvorstellbar, dass in so einer Großfamilie keiner ans Telefon geht. Vielmehr sah ich eine Horde Polizisten schon an ihrem Apparat lauern, wann der Anruf des Stalkers nun erfolgen würde und dass man gar nicht erst an einem Gespräch interessiert wäre, sondern nur mal eben die nicht unterdrückte Nummer notiert und das Handy ortet. Mit jedem Klingelton wurde mir die Sache unheimlicher. Ich war inzwischen in dem Skulpturengarten angekommen, wo sich wirklich ganz nette Arbeiten befanden, und noch erfreulicher war das Meer von Stiefmütterchen, das in Rabatten einen kleinen Teich einfasste.

Ich rief Dich an und es war nun schon ein bisschen so, wie wenn ich in eine verrückte Phase komme, wo doch immer irgendwelche Heldentaten zu vollbringen sind, denen es auch nicht an Einfallsreichtum mangeln darf, um irgendwelche eingebildete Gefahren abzuwenden. Wenn ich also schon wieder mal einen Papierkorb aussuchte, in den ich das verräterische Handy sogleich versenken würde und friedlich meiner Wege gehen, so bringt Dich das noch nicht aus der Fassung, denn das hatten wir alles schon mal. Das Handy, das ich vor Jahren mal auf dem S-Bahnhof Adlershof aus ähnlichen

Gründen heimlich deponiert hatte, habe ich heute noch, weil Du es wieder aus dem Spalt gefischt hast, den ich für den sicheren Aufbewahrungsort gehalten hatte, um eine Ortung ins Leere laufen zu lassen. Technisch weniger versierte Teilnehmer halten die Sache ja schon für gelöst, wenn sie das Handy ausschalten, noch vorsichtigere nehmen dann die SIM Karte heraus, aber Leute wie ich wissen, dass man elektronische Geräte heute weder ausschalten noch durch Entzug der SIM Karte entschärfen kann. Sie sind einfach immer ortbar. Du gehst mit solchen Anwandlungen immer so um, als hätten sie eine gewisse Berechtigung und das ist auch das einzige Heilmittel. Also hast Du mir einfach empfohlen, das neue Handy ausnahmsweise mal nicht wegzuschmeißen, sondern mir beim Entkommen aus diesem verwunschenen und provinziellen Flächendenkmal geholfen.

Der Flucht stand ja auch nichts Sachliches im Wege. Bezahlt hatte ich und es kam nur noch darauf an, von dem Guten-Appetit-Sager unbemerkt, meine Sachen zu packen und die Pension zu verlassen, was sich einfach dadurch lösen ließ, dass ich die Tür zum Gesellschaftsraum von außen schloss. Eingepackt hatte ich in weiser Voraussicht schon und einen Stadtbus musste ich auch nicht benutzen, denn bis zur Abfahrt des Zuges war es noch gut eine Stunde, was mir Gelegenheit gab, an einer Tankstelle ein Sandwich zu erstehen, weil die nachhaltige Sättigungswirkung von Honigtoast doch etwas infrage steht. Es war erst viertel zehn, als ich auf dem Bahnhof ankam und mich eine Gestalt frech angrinste, die auf einer Bank lümmelte. Natürlich unterließ ich nicht zu fragen, was denn das zu bedeuten habe, aber da schützte die Person Schläfrigkeit vor und widmete sich wieder seinem Sixpack. Ich hielt es für richtig, meinen Hackenporscherucksack auf einer anderen Bank abzulegen und in aller Ruhe die Räder zu ölen, wozu ich seit der Dorfverkaufsstelle in Jacobsdorf wieder über eine volle Flasche verfügte, deren Nippel ich aber unsachgemäß abschnitt und mir die Sachen ziemlich einsaute. Eine andere fragwürdige Gestalt sprach mich an, ob ich ihm nicht eine Fahrkarte am Automaten lösen könne, denn ich hatte diese knifflige Aufgabe für meinen Teil bereits erfolgreich bewältigt, was wohl seine stille Bewunderung hervorgerufen hatte. Natürlich erfüllte ich ihm den zweifelhaften Wunsch, aber er bedankte sich nicht, sondern schien nur einer gemeinsamen Fahrt entgegenzusehen, denn er hatte die gleiche Richtung gewählt wie ich. Vertrauenerweckendere Typen gab es nicht auf dem Bahnsteig und wenn ich schon vorhin nicht mein Handy entsorgt hatte, so würde ich den beiden doch jetzt einen Strich durch die Rechnung machen, indem ich Zug Zug sein ließ und mich über Fürstenberg nach Neuzelle zu Fuß auf den Weg machte. Ein Nachtleben gibt es ja nicht in Hütte und so war ich auch ganz allein in der noch erleuchteten Dunkelheit, die dann auf dem Oderdamm eine fast totale werden sollte. Auf diesem eilte ich, links die Taschenlampe, die ich freilich aus Ersparnisgründen nur selten einschalten konnte, und rechts mein Messer, einher. Als neue Erkenntnis nahm ich mit, dass eine sternklare mondlose Nacht immerhin so viel Licht hergibt, dass man zwar noch in jedes Schlagloch fällt, aber keinen Abhang hinunter.

Zuerst war da rechts der Oder-Spree-Kanal und links die Oder. Ein beachtliches Tier, mindestens von Nessy-Größe, muss sich ins Wasser gestürzt haben – oder eben ein Grenzgänger, die es ja hier eigentlich nicht mehr geben sollte. Immerhin sollen jede Nacht ein paar Dutzend Autos von Polen geklaut werden, die, sofern nicht schwimmfähig, dann doch nur in Frankfurt/Oder oder in Guben über die Grenze geschafft werden können. In der Ferne hatten sie wenigstens das Kloster Neuzelle ein bisschen beleuchtet, so dass ich mein Ziel vor Augen haben konnte, aber als ich dann näher kam, wurde die Illumination schon abgeschaltet und ich verließ mich auf die Eisenbahn, die doch irgendwie da vorbeiführen musste. Dir hatte ich natürlich aus Geheimhaltungsgründen nichts von meiner Verschwendung gesagt, dass ich meine Fahrkarte nach Neuzelle hatte verfallen lassen, und Du hast Dir wohl ganz schön Sorgen gemacht, dass ich immer noch nicht am Ziel angekommen war, obwohl der Zug diese Distanz in nicht mehr als zehn Minuten durchmisst. Jedenfalls begegnete mir außer eben Nessy kein Mensch, kein Zug – nichts. Hätte ich aber einem Bösewicht gegenübergestanden, hätte mir demnach auch kein Mensch helfen können.

Neben dem Sandwich hatte ich in Hütte aber auch eine kleine Schachtel Moods erstanden und es verschaffte mir fünf Momente des Genusses diese trotz dräuender Gefahren in aller Ruhe zu rauchen. In Neuzelle selbst überließ ich mich dann wieder Deiner Navigation, denn der Weg vom Bahnhof bis zum Landhaushotel "Prinz Albrecht" schien kein Ende zu nehmen. Dieses Hotel mit Blickkontakt zum Kloster war nur insofern auf Wanderer eingerichtet, als dass der Empfang die ganze Nacht besetzt war und man so eine Art Besenkammer hatte, die man als Problemzimmer in solchen Fällen zum Einsatz bringt, ohne jedoch normalerweise vom horrenden Preis abzusehen. Du hattest es nicht herunterhandeln können, denn dass dieses Etablissement nur ein Dachfenster hatte, haben sie natürlich nicht gesagt. Ich konnte froh sein, ein Dach über dem Kopf zu haben. Das ganze Ambiente stand dann auch in frappierendem Gegensatz zu meiner nächtlichen Flucht. Es waren da beschlipste Männer und beschwipste Schönheiten, die sich wohl der Hauptattraktion des nicht mehr aktiven Klosters, nämlich dem gleichnamigen Gebräu, widmeten und von denen keiner mehr als die drei Schritte vom Porsche bis zum Gastraum gelaufen war.

Trotzdem war ich einigermaßen aufgekratzt. Du hattest Dich schon zur verdienten Nachtruhe abgemeldet und ich sah noch nach, was der Fernseher an Sexähnlichem zu bieten hatte. Nachdem ich mir etwa fünf Mal immer die gleichen Titten und Ärsche hatte vorführen lassen und natürlich nicht auf die Idee kam, eine der Nummern zu notieren, um die es eigentlich dabei geht, schlief auch ich eine Runde.

14 NACH GUBEN

Am nächsten Tag fiel mir dann ob des nächtlichen Exzesses der Käse vom Teller, den ich als Wanderer natürlich auch auf den Boden gefallen noch aß und noch irgendwas schwappte aus. War das die göttliche Strafe? Oder war es vielleicht die, dass nachher die Klosterpforte geschlossen war, was ich nicht sehr bedauerte, denn mit den Biervorratsbehältern an einer Hauswand glaubte ich schon genug des infrage stehenden *genius loci* aufgenommen zu haben und machte mich bald wieder in Richtung Oder auf den Weg. Herrn Trebstein die Schönheiten der Oderniederungen zu beschreiben, erwies sich wieder als stumpfes Schwert in Parade zu seinem stereotypen "Brechen Sie ab", "kehren Sie nach Hause zurück". Immerhin konnte ich ja schon ins Feld führen, dass ich Dich am Wochenende sehen würde. "Dann fahren Sie schnurstracks mit Ihrer Frau nach Hause." Nein, wir würden ja noch eine Etappe zu zweit zurücklegen, nämlich die von Guben nach Forst, aber dazu sollte es nun wirklich nicht mehr kommen.

Der Oderdamm mag etwas für Radfahrer sein. Der Wanderer hat sich bald sattgesehen an den Urwäldern, Niederungen und Schafen, und eine Schifffahrt scheint es auf der Oder gar nicht zu geben. Naturgemäß ist der Damm ziemlich gerade und man hat immer die Übersicht, so dass einem die Kilometer lang werden.

Wie wenn das Wasser über
einen silbernen Spiegel gleitet,
der noch leicht über den

frühlingshaften Wiesen erhaben.
Schafgeblök und Einsamkeit.

Dann endlich kommt Ratzdorf in Sicht, wo die Oder, im Bogen aus Polen kommend, die Neiße aufnimmt. Die Gaststätte Oderland ist eigentlich nur eine Baracke, aber davor sind Sitzgelegenheiten für die Radfahrer, die noch so rar sind. Als ich komme, bin ich sogar wieder der einzige Gast. Es gibt einen guten Kaffee und der Test, ob man auch richtige Milch dazu bekommt, geht endlich mal wieder positiv aus. Von meinem Platz ist das berühmte Pegelhäuschen zu sehen, das zu Deinem 32. Geburtstag einen Pegelstand von 6,79 m angezeigt haben muss. Das war das Jahr 1997, wo dieses Dörflein weltberühmt wurde, denn selbst Michael Jackson, der vielleicht bald wieder vergessene und jung verstorbene Popsänger, muss, wie Jahre später dann Tom Hanks, gerade in Deutschland gewesen sein und Fernsehen geguckt haben. Da Fernsehen bildet, hatte er mitbekommen, dass in einem Teil von *old Germany* gerade Hochwasser war. Zwar ist er nicht wie der damalige Landesvater Manfred Stolpe dann gleich an den Ort des Geschehens gereist und hat auch nicht demonstrativ ein paar Sandsäcke aufgestapelt, aber ihm kam ein, dass es in Ratzdorf auch Kinder geben müsse und er spendete eine Geldsumme für einen Spielplatz, der im Volksmund der Michael-Jackson-Spielplatz heißt, obwohl man dort einer Tafel entnehmen kann, dass auch andere Sponsoren zu der (auch nicht sehr eindrucksvollen) Anlage beigetragen haben.

Der Spielplatz wäre in Wellmitz besser angebracht gewesen, da sich dort die Kinder tagsüber aufhalten, sagte die Kellnerin, die auch viel Mitgefühl mit meiner Fußlahmheit hatte und mich mit der Feststellung schreckte, dass es auf dem Neißedamm immer noch dreißig Kilometer bis nach Guben seien, aber wenn ich gar nicht mehr laufen könne, ich doch lieber nach Wellmitz gehen solle und zwei Stationen mit dem Zug fahren. Zunächst ging ich noch zu dem berühmten Kreuz am Ufer, das die Versöhnung der christlichen Religionen beschwören soll und für die man die Neißemündung wohl für symbolträchtig hielt. Unterwegs passierte ich den leidlich verwilderten Michael-Jackson-Spielplatz, der am Wege lag und wo natürlich zu dieser Tageszeit nicht ein Kind und überhaupt kein Mensch war und schleppte mich in Richtung Wellmitz. Ratzdorf sieht heute wie aus dem Ei gepellt aus und man kann auf die Idee kommen, dass es für eine

Gemeinde gar nicht schlecht ist, wenn sie mal überschwemmt wird, und dann die Spenden- und Fördermittel reichlich fließen.

Am Bahnhof Wellmitz ergab sich eine Wartezeit, die ich damit verbringen konnte, dass ich auf einem Plakat die Geschichte vom Kloster Neuzelle las, das ich ja am Morgen des gleichen Tages verschlossen gefunden hatte. Es sei 1268 durch den Markgrafen Heinrich dem Erlauchten gegründet und hundert Jahre später durch den Kaiser Karl IV. mitsamt der ganzen Lausitz erworben worden, was zu einer 71-jährigen Blütezeit wurde, die erst durch die Hussiten beendet wurde, die es 1429 zerstörten. Etwa 200 Jahre später kam der Dreißigjährige Krieg und die Schweden plünderten das Kloster 1631. Ein weiterer Schicksalsschlag war dann der Großbrand im Jahre 1892, bei dem die Kirche aber verschont blieb. Das richtige Ende kam erst mit der DDR, die das Kloster auflöste. Nach der Wende hat es auch noch nicht wieder dazu gereicht, das Klosterleben wiederaufzunehmen, sondern man hat dort nur ein Gymnasium eingerichtet.

Wie im Fluge brachte mich der Zug nach Guben, das einen großen Güterbahnhof hat. Der Personenbahnhof ist nicht sonderlich schön und es gibt ewige Fußwege, bis man überhaupt eine Brücke über die Bahn erreicht. Da ich nicht wusste, wo genau die Pension Hirte ist, nahm ich ein Taxi und traf die Herbergsmutter noch putzend an. Sie hat es nicht leicht bei ihren niedrigen Preisen, sich etwas zur Rente dazuzuverdienen. Sie beschrieb mir die vielfältigen Einkaufsmöglichkeiten, die sich ganz in der Nähe befanden, aber für mich, der ich doch Tage vorher noch beliebig viele Kilometer immer forsch zurückgelegt hatte, war es eine Tortur. Es war inzwischen halb vier und Du solltest so gegen sieben eintreffen.

Ich kaufte fast alles an Schmackazien, was Aldi und der Feinkoststand hergaben und leistete mir auch noch einen Caffee-Latte mit einem Windbeutel. Alles war wirklich ein bisschen provinziell, denn der Verkäuferin am Bäckerstand musste ich erst mal erklären, dass dieses Getränk besonders gut mit Zimt schmeckt und sie sah noch mal nach, ob sie so etwas auftreiben könne. Insgesamt war das ein richtiger Wochenendeinkauf, jedenfalls vom Preis her. Inzwischen hatte ein bisschen Regen eingesetzt und ich schleppte mich und die Einkäufe den kurzen Weg bis zur Pension, die eine richtige Wohnung war mit einem Vorraum, einer Küche und einem Schlafzimmer, was natürlich das Wichtigste werden sollte. Die Wirtin hatte mich aber gebeten, die Badewanne nur zum Duschen zu nutzen, da sonst der Gaszähler nicht aufhört zu ticken.

Dann kamst Du und ich war total baff, wie schön Du bist. Du warst eine Stunde zu früh, weil der Zug nach Cottbus etwas Verspätung hatte und Du so noch den erreichtest, der eigentlich schon hätte weg sein müssen, und in Cottbus ließen sie dann die Anschlusszüge warten (ein göttliches Zeichen?). Nun war zwar das Abendessen noch nicht fertig, aber am liebsten wären wir sowieso gleich ins Bett gefallen, besannen uns dann aber auf unseren anderweitigen Hunger und aßen erst einmal zu Abend. Aus der Küche konnte man durch eine Tür in einen kleinen Garten treten und da stand ein wunderschöner alter Kirschbaum in Blüte. Da wussten wir noch nicht, dass Guben nicht nur für seine Mädels, sondern auch für die Obstblüte berühmt war und wohl früher, als die Stadt noch ungeteilt war, die Leute von weither kamen, um diese zu erleben. Ich ging noch mal zu der Wirtin und gab ihr zehn Euro mit der Bitte, dass wir doch gern einmal baden wollten und sie willigte ein.

Dann machten wir an diesem Abend aber noch gar keinen Gebrauch von dieser Erlaubnis, sondern das Bett lockte uns so, und wir hatten uns ja auch vierzehn Tage nicht mehr lieben können. Wir waren beide Feuer und Flamme und wegen meiner allgemeinen Erschöpfung dauerte der Liebesakt auch etwas länger als gewöhnlich, was nicht unbedingt ein Nachteil war. Aber irgendeine Laus muss uns doch über die Leber gelaufen sein, denn Minuten später saßt Du auf einem Stuhl, warst wütend, nackt wie Du warst aus dem Bett gesprungen und gestikuliertest, wie Du es schon immer bei den Gesprächen vor meiner Abreise getan hattest, warst wieder ganz Kinderdiakonin, die einem begriffsstutzigen Kind klarzumachen hatte: "Ich liebe XY – n i c h t". Können Sie sich vorstellen, liebe LeserInnen, wer mit diesem Kürzel gemeint war, das freilich in Wahrheit ausgesprochen worden war, obwohl ich mich an Corinnas Rat gehalten hatte, kein Wort über den Betreffenden im Bett zu sagen. Allein dieser Rat war Gold wert und ich hatte zwar schon einmal diesen fatalen Fehler gemacht, aber jetzt war ich besser und hatte es vermieden. So war der Ausbruch vorderhand unerklärlich. Ich hatte nur eben nicht das Gefühl gehabt, dass Du mir gehörtest, trotz allem sexuellen Raffinements, dessen ich mich durchaus rühmen kann.

Hatten uns also unsere Probleme ein, wo doch Wiedersehensfreude und sexuelle Sehnsucht alles hätten überdecken können? Irgendwie versöhnten wir uns aber wieder und ich überlegte mir, ob sich wohl in unserer Zweisamkeit, die sich ja noch das ganze Wochenende fortsetzen sollte, die Begegnungen, die Naturschönheiten und scheinbar zufälligen Begebenheiten weiter zutragen würden, oder ob sie ausschließlich mein Erleben geworden waren. Das konnte sich Gott gut allein für mich ausgedacht haben, um mich über die Probleme in meiner Ehe hinwegzutrösten.

Das hört sich einigermaßen so an, als wäre ich auf die Suche nach dem Göttlichen für MICH gegangen, als wäre das ein Rettungsanker für mich. Eigentlich sind wir beide eher von der Machart, dass wir für andere das Beste wollen und auf uns selber nicht so achten. Wirklich brauchten wir aber auch immer Zeiten, in denen wir beide ganz für uns waren. Wir hatten sogar schon einige Jahre überhaupt getrennt voneinander gewohnt, ohne uns dabei getrennt zu haben. In dieser Phase haben wir uns nur an den Wochenenden gesehen und es war jedesmal eine ganz neue Begegnung zwischen uns. Dann hatte ich ja anderthalb Jahre in Jena gewohnt und gearbeitet und ich habe wieder die Abende genossen, die ich mit Studien oder einfach nur Faulsein verbringen konnte, auch wenn wir da jeden Abend telefoniert hatten. Auch auf dieser Wanderung waren wir nie ganz getrennt, haben uns erst geschrieben und dann sogar telefoniert, und wenn es dadurch etwas zu bewältigen gegeben hat für uns beide, haben wir jeder einzeln es bewältigt.

Es legte sich nun Schweigen über unsere müden Glieder und draußen blühte der Gubener Kirschbaum in einer nie gesehenen Pracht. Vor dem Fenster standen Tannen, die uns gegen den Straßenlärm schützten und viel Verkehr war sowieso nicht in dieser kleinen, von der Geschichte vergessenen Stadt. Ich war von den Strapazen der letzten Tage müde genug und Du hattest ja neben den Aufregungen, an meiner Wanderung teilzuhaben und immer wieder was zu organisieren, auch noch ein Zimmer renoviert und musstest arbeiten gehen.

Christian Rempel

15 GUBEN UND UMGEBUNG

Der nächste Tag begann, wie immer bei uns, früh, denn wir sind ja keine Langschläfer. Nach dem Frühstück machen wir uns bei strahlendem Wetter auf in die Stadt, die doch jetzt eigentlich zwei Städte sind: Guben und Gubin. Wieder erst mal den Umweg um den Bahnhof über die Brücke und dann in die Berliner Straße, wo wir uns bei einem der legendären Gubener Mädchen nach der Buchhandlung von Andreas Peter erkundigen. Sie hat aber offenbar mehr in der Bluse als im Kopf und schüttelt letzteren.

Es ist aber nicht schwer, die Berliner Straße hineinzugehen, die dann kurz vor der Neiße zur Frankfurter Straße wird. Auch ohne jegliche Kenntnisse fällt uns rechterhand im Hintergrund eine Fabrik mit schöngestalteten Abzugshauben und davor eine kleine hübsche Kirche ins Auge und links ein schönes 18. Jahrhunderthaus mit den Initialen P.S. über der Haustür und dahinter ein Hospital im Bauhausstil. Dann überquert man einen Bach, neben dem ein Kiesweg malerisch hinführt und der den Namen Poetensteig trägt. Dann ist man schon an der Touristinformation, in der mir ein Buch über Corona Schröter in die Hände fällt, die man sicher kennt, wenn man Goethe ein wenig erforscht hat, von der man aber sicher nicht weiß, dass sie in Guben geboren ist. Trotzdem fragen wir nach und erfahren, dass sie eine "Mätresse" Goethes war. Bei aller Anerkennung für den Dichterfürsten, mag man doch eigentlich nicht davon sprechen, dass er Mätressen gehabt hätte. Als Dichter greift man da doch eher zum "Poetensteig" mit Gubener Versen und Gedichten und übersieht natürlich, dass es im Verlag Andreas Peter erschienen ist, nach dem wir doch gerade auf der Suche sind. Was waren das alles für rätselhafte Dinge in dieser Stadt?

Noch ehe wir aber die Neiße erreicht haben, die im Vergleich zur Oder bei Frankfurt so ein niedliches Flüsschen ist, kommen wir an einem Laden vorbei, der irgendwie an Jugendstil erinnert, das "Stadtwächterstübchen". Drin fragen wir den Herrn nach Andreas Peter. Ganz ein Gubener, der "Rätselcity" verpflichtet, gibt er eine ausweichende Antwort. Du siehst Dich im Laden um und kommst bald mit einem Büchlein heran, dessen Cover einen freundlichen Industriellen zeigt und den Titel "Die Hutmacher" trägt. Währenddessen unterhalte ich mich mit dem Verkäufer und es zeigt sich, dass er eine fundierte Meinung von Corona Schröter hat. Er schiebt mir eine kopierte Seite herüber, auf der der Dichterfürst sich über sie anlässlich eines Nachrufs auf den Theaterdirektor in Weimar äußert. Gern würden wir diese Zeilen, die wir abphotographierten, hier bringen, aber da Guben nun doch nicht so reich ist an Rätseln und es diese zu bewahren gilt, verkneifen wir es uns. Nur das Pikante sei erwähnt, dass Goethe den umfänglichen Nachruf mit der Schröterpassage nicht selbst vortrug, sondern der Mund der Künstlerin selbst, sie also nebenhin ihr eigenes Loblied aufsagte. Da kann man vor den Verführungskünsten des Altmeisters nur den Hut ziehen.

Einen solchen Hut hatte ich alsbald auf mit dem Wahlspruch des Verkäufers: "Gubener Tuche, Gubener Hüte – weltbekannt für ihre Güte." Hätte es nun von der Decke herabgeregnet, dem Hut hätte das nichts geschadet, denn er verliert seine Form selbst unter Wasser nicht. Das war das Geheimnis der Gubener Hüte und Du hieltst das Bildnis des Erfinders gerade in den Händen, den ich eher für einen gemütvollen Spießer gehalten hätte. Die ganze Geschichte erfordert ein bisschen Studium und wir wollen von dieser Vergnüglichkeit nichts vorwegnehmen, indem wir hier alles verraten. Der einzige Hutträger, den es heute noch in Guben gibt, sei Gunther von Hagens, dem die Erfindung der Plastination gelungen war und der offenbar für die damit verbundenen Pietätlosigkeiten mit einer unheilbaren Krankheit gestraft ist. Da er zum "Produktionsstandort" die Gubener Tuchfabrik erkoren hat, wird man sich am Poetensteig wohl jetzt zuraunen:"Gubener Tuche – wurden ihm zum Fluche."

94

Es ist unmöglich, den ganzen Gehalt des Gespräches mit dem Verkäufer wiederzugeben und ich hielt es abschließend noch einmal für gut, dem Andreas Peter durch den Verkäufer Wünsche ausrichten zu lassen. Darauf der Verkäufer: "Jener war die ganze Zeit hier anwesend." Wir sahen uns automatisch nach einem Wandschirm um, wie der, hinter dem Goethe den Vorlesungen an der Halleschen Universität gelauscht haben soll, als es schon unter der Würde eines Universalgenies war, noch einem Vortrag persönlich beizuwohnen, aber nichts dergleichen war zu sehen. Man konnte nur schließen, dass wir es mit Andreas Peter selbst zu tun hatten und hatten somit den Stadtwächter höchst persönlich vor uns.

Dann machen wir noch einen kleinen Abstecher nach Polen und sehen uns die Theaterinsel an, wo gerade ein gestelltes Brautpaar für Photos posiert und wir hinzukommen, wie die Photographin gerade die Brautschuhe als Motiv dicht neben das Neißewasser ans Ufer stellt.

Da ist eine Säule für eine Büste und man muss wissen, wer da draufgehört (Corona Schröter). Dahinter die Steinbögen des Eingangsportals und man muss wissen, ob sie echt sind (sind sie nicht, aber die Säulenreste). Dahinter ein hölzerner Fisch und man muss wissen, was der mit dem skythischen Schatz von Vettersfelde zu tun hat (das Original aus der Gegend ist aus purem Gold und kleiner).

Mehr sehen wir nicht von Polen, wir gehen dort nicht billig essen, nicht zum Friseur und kaufen auch keine Zigaretten, sondern werden vielmehr eine an einen freundlich bittenden Polen los. Als wir freilich, wieder auf der deutschen Seite, uns in ein Straßencafé setzen, sind sowohl die Bedienung als auch der Kuchen doch polnisch. Eine feuchtfröhliche Banditengesellschaft, denen man gerade an der Brücke die Schmuggelzigaretten abgenommen hatte, zieht vorbei und es weht ein böiger Frühlingswind die Tischdeckchen mit den Aschenbechern herunter.

Das wären nun eigentlich der Erlebnisse für einen Privatier und seine geliebte Frau genug für einen Tag, aber wir hatten uns noch einen Ausflug mit dem Zug nach Neuzelle vorgenommen. Auf dem beträchtlichen Stück Fußweg vom Bahnhof zum Kloster, den ich zwei Tage vorher auf meiner Flucht aus Eisenhüttenstadt mit Gepäck durchhastet hatte, kommen wir an einem Parkplatz mit Imbiss vorbei. Wir wollen erst nur ein Neuzeller Klosterbräu erstehen, kommen dann aber mit der Verkäuferin, die sich mit mehreren derartigen Jobs durchs Leben schlägt, ins Gespräch und essen dann doch erst einmal etwas Handfestes und lassen uns einen Wanderweg zur Schwerzkoer Mühle vorschlagen, die ungefähr sechs Kilometer entfernt ist.

Am Klosterteich zeige ich Dir das winzige Dachfenster meiner Besenkammer, des Problemzimmers, das mir vorletzte Nacht zur Herberge angewiesen worden war. Es sollte aber gar nicht die Klosterkirche unser Ziel werden, das Barockwunder von Brandenburg, sondern eine liebevoll geführte Buchhandlung im Eingangsbereich. Wieder eine Verkäuferin, die mit Leib und Seele bei der Sache ist und wieder so ein Zufall, dass ich eine Karte von Gabriele Trillhaase in der Hand hatte, die nicht mal zum Verkauf bestimmt war, sondern als Muster mehrfach gelocht. Es zeigte zwei Ginkoblätter, ein herbstliches – das war ich und ein grünes – das warst Du, die sich wie im Kusse nähern. Bei meinem stand:

> Ich suche Dich
> und finde mich

und bei Deinem stand:

> Ich suche mich
> und finde Dich

Das war es doch, das Credo meiner Wanderung bis hierher. Die Besitzerin des Ladens zeigte uns noch einen Stuhl, den die gleiche Künstlerin mit einer ledernen Sitzfläche versehen hatte und auf den man sich lesend niederlassen kann, denn darüber befindet sich eine Lampe, die die Verkäuferin selbst aus einer Antiquität gestaltet hatte. Da kauftest Du noch einen Kugelschreiber mit einem Zitat von Mark Twain ("Schreiben ist leicht, man muss nur die falschen Wörter weglassen."), den Du mir dann zu Hause überlassen hast. Das Problem, das Twain dort anspricht, habe ich durchaus, aber ich glaube, ich habe es nicht beim Schreiben, sondern eher in meiner Gedankenwelt, wo sich des Öfteren Katastrophen zusammenbrauen, obwohl es sie gar nicht gibt. Auf mich angewendet, würde es dann heißen: "Denken ist leicht, man muss nur die falschen Gedanken weglassen." Das würde sich aber nicht so gut verkaufen, denn bei den meisten sind doch die falschen Gedanken gar nicht in der Gesellschaft der richtigen, sondern es herrscht eher eine bedenkliche Leere.

Nach diesem tollen Erlebnis öffneten wir die Tür zur Klosterkirche nur kurz und es schlug uns eiskalte Moderluft entgegen, worauf wir die Tür gleich wieder schlossen und Kirche Kirche sein ließen und lieber noch einen Blick auf den Park warfen, um dann unsere Wanderroute einzuschlagen. Diese führte erst einmal noch lange durch Neuzelle. Auf einer Wiese weideten Büffel oder ähnliche fremdländische Tiere, und als wir vor einem gegenüber liegenden Haus eine alte Frau fragten, wusste sie auch nicht Bescheid, sondern klagte nur über die noch empfindliche Kälte. Der Weg verlor sich bald zwischen Schafweiden und man wusste nicht mehr so recht, ob man noch auf einem Weg oder einem privaten Grundstück war. Die Landschaft war hügelig und hier und da war ein Tümpel, bis wir an ein alleinstehendes schönes Haus mit Klosterbräulaternen und Pferdeställen kamen, das aussah als könnte es die gesuchte Mühle sein. Der Besitzer, den wir neben dem Haus antrafen, war dann auch nicht unnötig böse über unser ungebetenes Eindringen und sagte, wir sollen dem Weg einfach noch ein paar Kilometer folgen.

Die echte Schwerzkoer Mühle war dann ein schickgemachtes Feldstein-flachgebäude, das nichts von einer Mühle hatte und unweit eines kleinen Sees stand, an dem sich schon Biker und ein paar Rentner an Biertisch-garnituren niedergelassen hatten. Der Inhaber dieses Etablissements war ein etwas schmieriger Typ mit Pferdeschwanz, der uns dreist einen Kaffe mit echter Milch versprach und dann doch Kaffeesahne brachte. Alles war sündhaft teuer und sie machten aus dem herrlichen Stück Natur dort das blanke Geschäft. Natürlich war man nicht unfreundlich und erklärte als einzigen gangbaren Fußweg das Entlanggehen an der Straße, und wegen mangelnder Ortskenntnis blieb uns auf dem ersten Stück bis Streichwitz auch nichts anderes übrig. Dort erkundigten wir uns nach dem Weg nach Wellmitz und nicht einmal die Einwohner wussten noch etwas von einem Fußweg. Man sähe zwar den Kirchturm in einiger Entfernung, aber gehen müsse man an der Straße, weil da überall Wildzäune seien und man nicht durchkäme.

Diesbezügliche Irrtümer kommen ja dem Wanderer immer teuer zu stehen, wenn er dann vor so einem Zaun steht und keinen Bolzenschneider dabei hat, um sich freien Durchgang zu verschaffen. Wir aber vertrauten auf unser Glück, kamen nach dem Dorf Streichwitz auf der Höhe heraus und sahen in der Niederung wirklich den Kirchturm von Wellmitz in der

Ferne. Über die frühlingshaften Wiesen und Felder zu laufen, ist ja auch kein Problem, aber tatsächlich war die B112, die ich schon von Eisenhüttenstadt kannte, abgezäunt auf beiden Seiten. Aber wie durch ein kleines Wunder gewahrten wir nicht weit eine Tür, die vielleicht seit dem Bau des Zauns noch nie jemand geöffnet hatte, denn sie war ganz eingewachsen, aber eben unverschlossen. Wir also durch, einmal über die Leitplanken geklettert, auf der anderen Seite noch mal, und da war dann tatsächlich auch eine einzige Tür, durch die wir gelangen konnten. Ich hatte also nicht nur allein Glück, sondern auch für uns zusammen wurde es so ein göttlicher Tag, wenn mir nur die Blasen an den Füßen nicht so zu schaffen gemacht hätten. Man merkt das besonders auf harten Unterlagen und als wir in Wellmitz die letzten zwei Kilometer auf befestigten Wegen laufen mussten, war es eine Tortur. Zudem hatten wir es auch noch sehr eilig, wenn wir nicht eine Stunde auf den nächsten Zug warten wollten. Aber auch dieses kleine Gottesurteil ging positiv aus und wir bekamen den Zug gut. Bald waren wir wieder in Guben, wir badeten diesmal wirklich und es folgte eine weitere Liebesnacht, diesmal ohne Zwischenfälle.

16 BOXENSTOPP

Hätte mich der Psychiater schon am Sonntag, den 22.4. gefragt, welches Datum denn heute sei, hätte ich es nicht beantworten können, denn was hier so geordnet nach Daten erscheint, war in Wirklichkeit ein Fluss, bei dem man noch wusste, dass April ist, die Zeit der Osterfreude und der Erscheinungen von Jesus, der dann nach sechs Wochen auf Nimmerwiedersehen gen Himmel gefahren sein soll, aber das Datum? Ich machte mir das mit den Erscheinungen insofern zu Eigen, als dass auch ich immer mal wieder auftauchte. Das gelang mir sogar während meiner gelinden Gefangennahme, von der hier noch die Rede sein wird, die nichts desto trotz ungesetzlich war und den Boxenstopp beendete.

Wir hatten also verletzungshalber die weitere Etappe bis Forst in den Wind geschrieben und sind stattdessen in den Zug gestiegen und nach einem Zwischenhalt in Cottbus dann in Königs Wusterhausen angekommen, wo wir etwas warten mussten auf den Bus nach Waltersdorf. Nun war es also doch so gekommen, wie Herr Trebstein angeraten hatte, aber es war doch nicht so, dass Du mich unter den Arm geklemmt hast und gesagt: Jetzt mal Schluss mit lustig, vielmehr sollte es eine Unterbrechung von einer Woche werden, einer Zeit, die ich für ausreichend hielt, dass die tennisballähnlichen Blasen verheilen würden. Auch die Schuhe waren nicht mehr durch immer wieder Nachschieben von Einlegesohlen bei Laune zu halten, sondern es löste sich jetzt schon eine Naht.

Wir saßen uns also erst mal im Zug gegenüber und ich spielte mit meinem Kasper, der doch nach der zweifachen Morddrohung immer noch seinen Kopf auf den Schultern hatte und wir waren noch ganz erfüllt von der Flut von Liebe, in der wir das Wochenende über gebadet hatten. Von Jenschwalde an verfolgten wir den Weg einer Fernwärmeleitung bestimmt über zwanzig Kilometer entlang der Bahnstrecke, die bis nach Cottbus in ein Neubaugebiet führte, und ich merkte auch zum ersten Mal, was für eine große Stadt Cottbus doch ist, wo der Zug sogar zweimal in Stadtteilen hält, bevor man in den Hauptbahnhof einfährt.

Du warst mit der Beseitigung des Chaos in der Wohnung beschäftigt und ich hatte ja auch ein bisschen was wegzuräumen und harrte ansonsten auf Emails, wobei freilich von Corinna keine mehr zu erwarten waren. Dann hatte ich festgestellt, dass wir gar kein Brot mehr im Haus hatten und ich erkundigte mich bei René, meinem Mieter und Webadministrator, wie lange der Bäcker noch offen hätte auf den Sonntag. Du hattest Dich inzwischen zur verdienten Ruhe begeben und ich ging zu Fuß nach Schulzendorf. Ich habe keinen Zettel hinterlassen, immer ein bisschen im Bestreben mich ein wenig interessant zu machen, und auf dem Rückweg über die Auen hörte ich an einem Gebüsch die Nachtigall schlagen, obwohl es erst 18 Uhr war. Du hattest aber irgendwie erraten, wo ich sein könnte, und wie durch ein Wunder kamst Du mir über die Wiesen entgegen. Wir bewunderten die Natur und haben wieder einmal beschlossen, dass man viel öfter zu Fuß gehen sollte und dass man ein Auto eigentlich gar nicht unbedingt braucht.

Als wir zurückkamen, hatte ich eine Email von meiner Schwester Silke, dass sie mich alle auf dem Brunch vermisst hätten, einer Feier, die ich selbst bei meinem Vater zu seinem 85. Geburtstag angeregt hatte und jetzt vergessen, da ich doch auch gar nicht angenommen hatte, dass ich überhaupt da sein würde. Darüber hinaus hatte auch meine Schwägerin im Odenwald Geburtstag und ich "erschien" mal wieder, wenn auch nur am Telefon, einer Möglichkeit, von der Jesus freilich keinen Gebrauch hatte machen können. Ich rief also beide Geburtstagskinder an, wobei ich mich stellte, als sei ich noch unterwegs. Mein Vater erweckte den Eindruck, als sei die Feier auch ohne mich sehr gut gewesen. Meine Schwägerin Gabi machte diese Bemerkungen, dass sie die mangelnde Weltläufigkeit der Jugend nicht verstehen könne. Diese Ansicht hatte ich schon weiter oben er-wähnt und Sie, liebe LeserInnen, werden sich vielleicht noch daran erinnern.

Am Montag Nachmittag waren wir dann beim Schuster in Eichwalde (wieder zu Fuß), der mit spitzen Fingern die Einlegesohlen samt Fußbett einfach aus den Schuhen herauszog und fragte, ob ich es wirklich ernst meine, die Schuhe noch einmal reparieren zu lassen. Ich bestand darauf, auch wenn es eben so viel kosten würde, wie ein neues Paar Schuhe, denn, obwohl es keine Wanderschuhe waren, sondern ganz gewöhnliche, wollte ich meinen Ehrgeiz daran setzen die Wanderung mit eben diesen Schuhen fortzuführen. Der Schuster heißt Jacob Böhme und ich fragte den Meister, ob er denn schon mal was von diesem philosophierenden Schuster gelesen hätte, z.B. "Aurora oder die Morgenröte", aber er hatte es nicht, war jedoch ein bisschen beeindruckt und sagte mir als Fertigstellungstermin für die Schuhe schon den Mittwoch zu. Dir hatte ich im Scherz schon gesagt, dass ich erwarten könne, dass er die Schuhe gleich repariert und dass ich daher gar keinen Ersatz mit hätte und im Notfall dann eben barfuß nach Hause laufen würde. Ich richtete es so ein, dass wir wieder um 18 Uhr an dem Gebüsch vorbeikamen und wollte Dir das tirilierende Wunder vorführen, aber Gott hielt das für vermessen und hat die Nachtigall bis auf den heutigen Tag nicht mehr für mich singen lassen, und schon gar nicht für so eine gewollte Vorführung.

Immerhin schien alles in Ordnung, wenn ich davon absehe, dass Du immer noch das Verschränken der Hände hattest und das nervöse Reiben der Daumen. Du hattest auch den Vorschlag gemacht, dass wir noch einmal kirchlich heiraten wollten, aus Anlass unseres zehnten Hochzeitstages, und da Du einen guten Kontakt hast zu Pfarrer Kahlbaum, wolltest Du es auch in die Hand nehmen, ihn anzurufen. Ihm gegenüber brauchten wir ja das Incognito meiner verfrühten Rückkunft, die zudem nur als Unterbrechung bis zum darauffolgenden Sonntag gedacht war, nicht aufrecht zu erhalten und ich rief ihn in Deiner Anwesenheit selbst an und war ganz der Mann, der die Sache in die Hand genommen hat. Er war auch wirklich da und hatte auch etwas Zeit, so dass wir uns nicht nur über einige Modalitäten austauschen konnten, sondern ich auch ein paar Tipps für passendes Schuhwerk und entsprechende Socken bekam. Ich habe dann auch Stricksocken probiert, aber der Erfolg blieb auch aus, als ich sie dann, einem anderen Hinweis folgend, linksrum wendete.

An diesem Tag war mir auch ein anderer "Seifensieder" aufgegangen, dass eine meiner Töchter, die keiner geregelten Arbeit nachging, aber immer ausreichend Geld hatte, nur dem horizontalen Gewerbe nachgehen könne. Dieser Gedanke ergriff so Besitz von mir, dass ich am Abend die Singegruppe schwänzte, die ja immer bei uns zu Hause stattfindet, und in strömendem Regen draußen spazieren ging, nachdem ich erst ein wenig in meinem Gedichtladen auf dem Hof ausgeharrt hatte. Dann fand ich es aber doch zu blöd, mich zu verleugnen, nur weil ich gerade wieder mit einem Problem konfrontiert war, und bin zum Abschluss der Probe dann doch noch erschienen und habe gestanden, dass ich wegen persönlicher Probleme nicht habe teilnehmen können. Du hättest mir am liebsten die Tür vor der Nase zugeknallt, als ich auftauchte, weil Du schon ausweichende Erklärungen abgegeben hattest, aber ich hielt es für mein gutes Recht zu tun und zu lassen, was ich wollte. Hatte ich doch auch auf meinem Rundgang einen Blick durch das Fenster des Nebenbuhlers geworfen und festgestellt, dass dieser der normalen Beschäftigung des Biertrinkens und Fernsehguckens nachging.

Natürlich habe ich Dir von meiner wahnsinnigen Vorstellung berichten wollen, aber Du nahmst meinen Zustand wieder mit unerklärlichem Gleichmut hin und versprachst, als Du vom Gegenstand meiner Befürchtungen hörtest, dass wir uns noch einmal darüber unterhalten wollen.

Am Mittwoch nahm ich mir wieder eine größere Wanderung vor, diesmal bis Wildau. Ich machte bei der Bäckerei Scholz Station und unterhielt mich mit Frau Scholz über göttliches Erleben, wie es mir auf der Wanderschaft bisher so oft widerfahren war, und sie bestätigte mich in der Annahme, dass Gott alles richten und alle richten würde, die Unschönes taten. Ich wollte aber noch zur Bibliothek und hatte es einigermaßen eilig, denn auf dem Programm stand noch Schuhe abholen und dann Dich vom Kindergarten.

Einen weiteren Flitz, den ich habe, ist, dass ich Dich so unsäglich liebe, dass ich es Dir beweisen würde, wenn das notwendig wäre. Ich glaubte mich wieder in einer solchen Situation zu befinden, in der ich immer das Gefühl einer absoluten Unterlegenheit habe. Die Kreutzersonatenlösung, in der der eifersüchtige Gatte seine Frau ums Leben bringt, wollte ich auch nicht anstreben, sondern ich dachte immer mehr daran, selbst aus dem Leben zu gehen. Mir war klar, dass nur ein sehr eindrucksvolles Erlebnis Dich von Deiner Obsession, die sich nur im Daumenreiben und gelegentlichen Ausbrüchen äußerte, abbringen könnte. Dieses Ereignis sollte mein Tod sein.

Vor einigen Wochen, als wir das letzte Mal bei Mila, meiner Tochter waren, hatten wir im Schaufenster einer Brautausstatterin ein schwarzes Brautkleid gesehen. Danach habe ich nun gefahndet und dachte, dass es optimal wäre, wenn ich zu unserem Hochzeitstermin verstorben wäre. Wenn alles gut ging, so dachte ich weiter, wenn Du mir als Leiche in der Kirche zum Beispiel einen Kuss geben würdest, aus Anlass unserer zur Beerdigung geratenen Hochzeit, dann könnte ich unter günstigen Umständen, just in diesem Moment, wo Du am Altar stehst in Deinem schwarzen Brautkleid, wieder erwachen, zum Beispiel in meinem Heldenpullover dastehen oder meinem Wahrsagerpullover oder eben einfach in dem Schlafanzug, den Du mir zum letzten Geburtstag geschenkt hast, aufstehen und Dir wie ein richtiger Bräutigam das Jawort geben. Ich malte mir aus, dass ich dazu scheintot sein müsse, was durch eine Überdosis an Psychopharmaka mir ein Leichtes schien, dass ich dann zwar ein paar Tage würde unter Leichen zubringen müssen, aber ich hätte sie alle gesegnet, auch wenn sie noch so tot wären.

Das erforderte nun zwar einen Arzt, der einen für tot erklärt, ein verständiges Bestattungsunternehmen, das einen nicht etwa im geschlossenen Sarg erstickt oder unbesehen begräbt, aber das würde sich alles regeln lassen, wenn man dazu noch ein bisschen Glück hätte. Da kam ich auch gerade am Bestattungsunternehmen Zack vorbei und wählte die Nummer, die dort angeschlagen war. Ich deutete mein Vorhaben an, aber die Frau sagte, das müsse ich schon persönlich besprechen kommen und lud mich ein, am Donnerstag zu kommen.

Bald kam ich in der Bibliothek Wildau an und versuchte, etwas von Jakob Böhme zu bekommen, über den ich mich durch das Internet schon etwas informiert hatte und festgestellt habe, dass das Firmenschild des Schusters die falsche Schreibweise hatte, nämlich Jakob mit c. Annett, der ich somit erschien und die mich auch noch auf der Wanderschaft wähnte, bemühte sich, etwas von Jakob Böhme zu finden, fand aber nur ein Gedicht von Gottfried Benn über Aurora, das nun leider nicht so aussagefähig war. Ich war immer noch etwas in Eile, da ich ja um 17 Uhr mit Dir verabredet war und vorher noch zum Schuster musste. Da waren auf dem Bahnhof Wildau lauter russische Kinder, die zu irgendeinem Fußballausscheid hier waren und die auch schon in Paris gespielt hatten. Ich unterhielt mich ein bisschen mit ihnen und sie riefen sich gegenseitig zu, dass da einer sei, der Russisch könne.

Der Schuster hatte die Schuhe wirklich wieder toll auf Vordermann gebracht, auch wenn die Rechnung wirklich satt war. Gelassen nahm er hin, dass er nun wegen des c in Jakob eigentlich sein Firmenschild hätte ändern müssen und nahm das Gedicht von Benn an sich, auch wenn er wenig Zeit habe, überhaupt etwas zu lesen. Ich schulterte meine Turnschuhe und begab mich zu dem Spielplatz vor der Kirche, auf dem ich mich mit Dir verabredet hatte. Ich legte mein Gepäck auf eine Bank, dass Du es entdecken mögest und Dich wundern solltest, wo denn nun ich sei. Ich versteckte mich auch mal hinter einem Van oder setzte mich einfach mal in den Spielplatz, wo Du mich sicher auch nicht vermuten würdest. Ich wollte nicht nur anderen ab und an erscheinen, sondern auch Dir. Aber Du kamst und kamst nicht. Es war schon nach halb sechs und für das Mittagessen, das Du am Abend hattest machen wollen, hatte ich ja schon am Stand vor Bäcker Scholz billigen, weil verwachsenen Spargel erstanden und jetzt fehlten noch die Koteletts, die ich bei Fleischer Hinkel kaufen wollte, der aber um sechs schließen würde. Eltern oder Kinder kamen nicht vom Kindergarten her und da war ich mir sicher, dass Du gerade mit XY telefonierst, ihm erklärst, dass ihr euch nun gerade nicht sehen könnt, weil ich ja wieder aufgetaucht bin und sich das beim üblichen Lamentieren um solche Dinge eben hinzieht. Da ging ich einfach meiner Wege, ein Mann der gerade einen dicken Korb bekommen hat. Ich kaufte die Koteletts und begab mich an dem Gebüsch vorbei, wo die Nachtigall wieder nicht sang, heimwärts. Du kamst mir natürlich nicht mehr über die Wiesen entgegen und das war ja auch klar, wenn man ein so schlechtes Gewissen haben musste, denn Du hattest selbst für das avisierte Abendessen nicht die Bohne eingekauft.

Später sollte ich erfahren, dass Du gar nicht mit XY telefoniert hattest, aber Dein Verhalten war ganz so, als wäre es so gewesen. Ich erklärte Dir noch, wie mit dem Spargel zu verfahren sei und Du bliest Dich gleich auf, dass Du das sehr wohl selber wüsstest. Kein Wort des Dankes, das ich wenigstens für das Einkaufen gesorgt hatte und ich verzog mich erst mal zu Thomas, mit dem ich ein bisschen über meine Probleme sprechen konnte.

Allerdings rief ich auch noch mal Sascha an, der bei uns am Haus immer mal was macht, und monierte im Generalston, dass die Dinge immer nur halb fertig sind und Du dann immer den ganzen Rest noch nacharbeiten musst. Andererseits hätte ich Sascha, der schon wusste, dass ich wieder zu Hause war, gern wieder einmal als Freund in die Arme genommen, denn er zählt ja zu den Menschen, auf die ich mich in Hinblick auf Dich ganz verlassen kann, genau wie Thomas, den Du in meiner Abwesenheit allerdings mal eingeladen hattest Dir zu helfen, obwohl Du mir gesagt hattest, Du hättest ihn die ganze Zeit nicht gesehen. Sascha muss sehr erschüttert gewesen sein von dem Telefonat, aber geändert hat es nichts daran, dass er sich bis heute noch nicht wieder hat sehen lassen.

Zum Essen war ich pünktlich zurück und es wollte mir, obwohl ich mächtig reingehauen habe, nicht so richtig schmecken, denn Du machst das jetzt immer nur noch so, dass die Minimalanforderungen erfüllt sind und es ist keine Liebe mehr dabei. So hatte ich als Nachschlag dann eine ordentlich holzige Portion Spargel und als Julius dann weg war, muss ich auch etwas vom Leder gezogen haben, so dass Du sehr verletzt warst. Müde warst Du auch und hast Dich dann, mit nur einer Decke als Unterlage, ins Wohnzimmer auf den blanken Boden gelegt, so dass ich schon ein schlechtes Gewissen bekam und meine damaligen Vermutungen bestätigt sah. Ich bin aber nicht gerade vor Mitgefühl zerflossen und habe Dir das Bettzeug in die Küche gelegt, worauf Du protestiertest und meintest, Du hättest doch schließlich ein richtiges Bett. Du legtest Dich also an meine Seite und es wurde einer der wenigen Abende, an denen wir uns nicht geliebt haben.

Am nächsten Tag warst Du noch beleidigt genug, dass es Dich nicht die Bohne interessierte, wo ich hinging oder hinfuhr und so machte ich mich auf den Weg in das Bestattungsinstitut, um ihnen meinen abenteuerlichen Plan auseinanderzusetzen. Ich erfuhr einige Modalitäten, die wichtig waren, zum Beispiel, wie lange eine Leiche zu Hause bleiben darf und dass man durchaus noch so etwas wie eine Totenwaschung vornehmen kann, bei der man ja spätestens merken würde, dass ich gar nicht kalt werden würde. Irgendwie hatte ich gehört, dass Jane, meine älteste Tochter so etwas schon mal gemacht hätte und sah sie und meine dritte Tochter Jenny für diese Prozedur vor. Dann bräuchte man auch einen Totenschein, was ich noch am selben Tage in die Wege zu leiten glaubte. Das Testament soll ich erst einmal entwerfen, sagte der Bestatter, und wir würden es dann durchsprechen.

Wenige Stunden später saß ich im Warteraum der Ärztin und ich las in einer "Gala" oder so etwas Ähnlichem, dass ein Prinz seine Ehe wegen einer Corinna gefährde. Diese Zeitung hätte ich am liebsten eingesteckt, aber da war ich schon dran. Frau Dr. B. wollte schon meine ganz Story mit dem Scheintod in den Computer eintragen, womit er ja aktennotorisch geworden wäre und ich bat sie, das nicht zu tun. Sie sagte, dass scheintot eine wunderbare Erfahrung sein müsse, aber ich konnte das von der einen Situation, wo ich mal infolge Psychopharmakagenusses zusammengebrochen war, nicht bestätigen. Sichtlich beeindruckt hat sie meine vermeintliche Todesursache, die ja Liebe sein sollte, und sie empfahl mir möglichst viel zu laufen, was nach der chinesischen Medizin eine gute Methode sein soll, sich vor Psychosen zu schützen. Wir legten als Sterbedatum den 25. Juni fest, am 28. würde ja dann unser Hochzeitstag sein, und ich bat sie, dann so gegen acht zu uns zu kommen und den Tod festzustellen. Auch das wollte sie schon in den Computer eintragen, aber ich bat sie, dieses für mich wichtige Datum doch bitte im Kopf zu behalten. Sie sah noch mal in ihrem Dienstplan nach und meinte, das könnte klappen, so wenig wünschenswert es auch sein mochte. Dann sah ich noch eine Eintragung von Dr. C., der scheinbar jedes Mal, wenn er mir das Medikament verschreibt, einfach einträgt nach psychotischer Episode, was aber gar nicht stimmt, sondern ich nehme das nur als Erhaltungsdosis. So bat ich um Richtigstellung.

In dem Vollgefühl, meine Pflicht bezüglich eigener Gesunderhaltung mit einem Arztbesuch getan zu haben, begab ich mich zu meinem Vater und seiner Lebensgefährtin und schwärmte etwas vom göttlichen Erleben, was bei den beiden einiges Befremden auslöste: "Du glaubst doch nicht etwa an Gott?" Es wäre viel zu erzählen gewesen von der Wanderung, aber ihre Bedenken, ob meines religiösen Erlebens überwogen, und eine Nacht später sollte mir mein Vater sagen, dass ich ihm da nicht "gefallen" hätte. Fragt denn noch einer danach, ob mir all die schnöden Atheisten noch gefallen?

Jetzt war noch auf dem Plan, das Testament zu schreiben, aber ich konnte das unmöglich noch schaffen, denn für Freitag war ich bei Mila, meiner zweiten Tochter angesagt. Ich nahm mir vor, das Testament, in dem ich meine Töchter mit dem Geld und Dich mit dem Haus bedenken wollte, weil ich Dir ja schon eine beträchtliche Summe überwiesen hatte, aber das musste ja alles genau durchdacht werden und ich hatte noch nicht mal eine Vorlage. Die hatte ich zwar bestellt, aber sie würde frühestens am Freitag eintreffen. Das Sparbuch mit meinem ganzen Vermögen hatte ich ja schon bei Mila deponiert und sie waren dort schon geraume Zeit in heller Aufregung, dass es geklaut werden könnte und hatten auch mehr als nötig davon erzählt. Freitagmorgen bewaffnete ich mich mit dem Alten Testament und begab mich zu der schwierigen Besprechung mit meiner Tochter.

In der S-Bahn schlage ich eine beliebige Stelle des Alten Testaments auf und habe Mühe, den Sinn zu erfassen, dass König David die Absicht äußert einen Tempel zu bauen, Gott aber, da dieser doch ein Kriegsmann wäre, es für besser hält, das in die Hände dessen Sohnes Salomo zu legen. Ich frage eine Frau mir gegenüber, wo ich umsteigen müsse und sie gibt mir Auskunft. Als ich mich aber an der betreffenden Station schlafend stelle, ist ihr das gleichgültig. Ich gehe in eine Bäckerei in der Schönhauser, die nur geistlose Brötchen und Bierstangerl führt und bitte um ein Mittel gegen Prostata und bekomme anstandslos ein Kürbiskernbrötchen. Dann finde ich noch eine richtige Bäckerei, in der es auch Apfeltaschen gibt und nehme drei mit. Mila begrüßt mich schon auf der Straße und will irgendwo mit mir hingehen, aber ich schlage doch vor, dass wir in ihre Wohnung gehen. Da ist sogar Enkel Lorenz zu Hause, obwohl es Freitagvormittag ist und er regulär in der Schule sein müsste. Ich bestehe darauf, mal ein Stück aus dem Alten Testament zu lesen. Lorenz findet es ganz interessant, versteht aber nur die Hälfte. Die Apfeltasche verspeist er genüsslich. Dann verschwindet er und wir wenden uns meinem eigentlichen Anliegen zu, das ja nun einigermaßen delikat war und dessen Beantwortung mich nicht so überzeugt hat, denn es bestand im Wesentlichen aus Erstaunen. Das Sparbuch lag auch auf dem Tisch und ich hätte es eigentlich wieder an mich nehmen müssen, wenn meine Vermutung eine gewisse Substanz haben sollte, aber ich beließ es, wo es war und machte mich wieder auf den Weg, zunächst zum Brautausstatter, dessen Inhaberin sich erstaunt zeigte, dass sie die Email mit meiner Anfrage nach dem schwarzen Brautkleid nicht erhalten hatte. Sie hatte einen Mac und ich stellte fest, dass das einfach der falsche Computer sei, eben ein Apple.

Dann ging ich zu Fuß vom Prenzlauer Berg in Richtung Friedrichshain, denn ich hatte ja schon auf dem Hinweg bemerkt, dass so eine Art vorrevolutionäre Situation zu verzeichnen war. Jetzt betrachtete ich noch lauter Leute, die alle nur so taten, als hätten sie etwas zu tun, die Sachen in Handys quatschten, nur dass die Aufzeichnungsgeräte, die ja immer zugeschaltet sind, ordentlich zugemüllt werden. Bei einem Schornsteinfeger machte ich die Probe auf's Exempel und berührte ihn streifend mit dem Finger. Aber es war keine Schwärze an ihm.

Im Friedrichshain kamen mir ein paar Jogger entgegen und ansonsten war es dort auch so, dass man sich fragen konnte, wie viele Leute eigentlich an einem Werktag nichts zu tun hatten. Im Duft- und Behindertengarten war ich dann allerdings allein, besah mir die Mutter-Kind-Gruppe und bemerkte gar nicht, dass die Gehölze betont flach gehalten wurden, so dass man aus einem Rollstuhl heraus daran riechen können möge, wie ich später nachlas. Eine nicht weit entfernte Kirche läutete zur Mittagsstunde und ich machte mich wieder auf den Weg.

Bei einem vietnamesischen Blumenladen sah ich recht schöne Studentenblümchen und mein ganzes Trachten war ja da schon, meiner ältesten Tochter, die doch wohl einen soliden Lebenswandel pflegte, eine Freude zu machen. Sie sollte ein Geschenk erhalten, obwohl ich doch der Meinung gewesen war, dass für Mila etwas zu essen gerade das richtige gewesen war. Es gab fünf Pflanzen zum Preis von vier, aber ich hielt das für Geschäftsverderberei und bestand darauf, dass ich vier zum Preis von vier kaufe und so packte der Verkäufer die fünfte Pflanze wieder aus. Ich zog mit meiner kleinen Überraschung weiter und stellte mir vor, dass die von der Straße aus erreichbaren Blumenkästen meiner Tochter sicher alle verwaist sind und sie sich über so etwas schon freuen würde.

An der Frankfurter Allee angekommen, versuchte ich nicht an der Straße, sondern hinter den Häusern lang zu laufen, aber da waren Zäune und Baugruben, so dass man das Unterfangen einen lauschigeren Weg zu gehen bald abbrechen musste. Diese Wege waren für mich auch immer potenzielle Fluchtwege, wenn sie mit einem sogenannten Rettungswagen mal wieder hinter einem her sein würden oder mit mehreren Polizeiwagen, einem Spürhund oder sogar einem Hubschrauber, was ich ja alles schon erlebt hatte. Wieder auf die Frankfurter Allee zurückgekehrt, bemerkte ich das ärmlichere Ambiente und es waren nicht ganz so viele Leute, die da etwa mittags "frühstückend" in und vor den Kneipen gesessen haben. Dann ging es vorbei an der Mainzer Straße, an der nichts mehr an die Straßenschlachten um die besetzten Häuser erinnerte, und ich bog in die Kinzigstraße ein, wo meine älteste Tochter auch mal in so einem Haus gewohnt hatte, das allerdings mehr ein ausgedienter Bauernhof war.

Jetzt war das Grundstück mit einem blickdichten Blechzaun versehen und sah nicht mehr ganz so verloddert aus. Ich lunzte durch einen Spalt und sah pyramidenartig gespannte Wimpelketten, die schon einigermaßen verwittert waren und darunter eine Buddha Statue. Ein paar Schritte weiter war auf dem Grundstück ein moderner Pavillon, der irgendwelche Buddhistische Andenken ausstellte, aber ich fand auf dem Gehweg erst mal eine Bretterbank, die um einen Straßenbaum gebaut war, und setzte mich nieder und legte mein Altes Testament neben mich. Erst nach einigen Minuten und wohl auch einer Zigarette entschied ich mich dort hineinzugehen, aber traf erst keinen Menschen an. Bei den Wimpelketten fand ich dann einen jungen Mann in kurzen Hosen und mit freiem Oberkörper sowie ein paar im Sand spielende Kinder. Der junge Mann konnte mir aber bezüglich des geschlossenen Verkaufspavillons auch nicht weiterhelfen und da merkte ich erst einmal, dass ich das Alte Testament auf der Bank vergessen hatte, fand es zwar angemessen, damit nicht die Stätte einer fremden Religion zu betreten, aber war doch ein bisschen beunruhigt, dass dieses mir wertvolle Buch vielleicht inzwischen schon den Besitzer gewechselt haben könnte. Da lief ich erst noch mal schnell zu dem Baum und stellte es sicher. Der junge Mann lud mich noch zu einem Vortrag eines Lama am Wochenende ein und empfahl mir auch irgendein erleuchtendes Buch und ich stellte mir vor, dass ich vielleicht unseren Sohn Julius, der doch immer nur Computer spielt, mal würde bewegen können am Sonnabend auch mal mit hinzufahren.

Ein paar Straßen weiter fand ich einen Schmuckladen. Die Dinge waren offenbar selbstgemacht und auf einer Bank vor dem Laden lagen noch alle Utensilien dieses Gewerks, das man bei Sonnenschein offenbar auch auf der Straße ausführen konnte. Die reizende Verkäuferin war allerdings drinnen, noch sehr jung und trotzdem voller Zuversicht, dass sie die Ladenmiete würde verdienen können, was sich dann darin äußerte, dass sie meine schwachen Versuche ein bisschen zu handeln, konsequent ablehnte.

Sie zeigte mir Ohrringe als Burger und Monster, auf die sie wohl besonders stolz war. Aber ich sagte, das brauche sie mir gar nicht zu zeigen, weil das keinesfalls meinem Geschmack entspräche. Dann ließ ich sie einen wunderschönen Ring aus Swarovskiperlen auf dem Mittelfinger probieren, weil mir ihre Gliedmaße allzu filigran vorkamen, und ich dachte, dann wäre er für den Ringfinger meiner ältesten Tochter Jane gerade recht.

An der Sonntagsstraße angekommen, klingelte ich der Form halber, aber weder der philosophierende Freund meiner Tochter, noch sie selbst waren natürlich zu Hause. Die Blumenkästen waren nicht ganz so verwahrlost, wie ich angenommen hatte, aber der Platz für die vier Pflanzen war noch gut verfügbar. Dann noch den Ring dahintergestellt mit einer Tüte, aus der das Geschäft hervorging und schon war ich weiter auf meiner Wanderschaft.

Viel später sollte ich hören, dass ich tatsächlich mit meiner kleinen Überraschung einen kleinen Kriminalfall inszeniert hatte. Als nämlich die Geschenke gefunden waren, probierten die beiden Damen des Hauses, meine Tochter und meine Enkelin, von denen letztere auch schon 15 ist, den Ring auf und siehe da, er passte nicht meiner Tochter, sondern der Enkelin Frida, die nun einen heimlichen Liebhaber vermutete. Die beiden also hin zu dem Geschäft und nachgeforscht, welcher Dandy das Geschenk gekauft hatte. Als dann von einem älteren Herrn die Rede war, war die Enttäuschung groß und der Gedanke verdichtete sich, dass es sich um ihren Großvater gehandelt haben müsse, den sie doch nicht mal zu ihrer Jugendweihe eingeladen hatte und dem sie nicht mal die Hand gibt, wenn sie ihn alle Jubeljahre mal sieht. Das alles erklärt sie so, wenn überhaupt, dass ja der Opa Probleme mit seiner Tochter, also ihrer Mutter, gehabt hätte, die sich auf Geld bezogen und die zwar mittlerweile ausgeräumt sind, sie aber an ihrer etwas unhöflichen Verhaltensweise festhält. Erst Wochen später sollte ich meine älteste Enkeltochter wiedersehen, und ich sollte Verständnis haben, dass sie vermuten durfte, der Ring sei von einem jugendlichen Liebhaber, denn sie sieht wirklich ganz toll aus, und ich hatte sie gar nicht mehr wiedererkannt, so lange war die letzte Begegnung her.

Am Ostkreuz trank ich noch einen Kaffee an einem Dönerstand, aber aß nichts, weil ich mir doch angewöhnt hatte, tagsüber nur Süßes zu mir zu nehmen. Der Inhaber des Ladens, ein Türke versteht sich, hatte auch gerade Zeit und wir tauschten uns über Dichter aus und ich fragte ihn, ob er weiß von wem der Spruch sei: "Wohltätig ist des Feuers Macht, wenn sie der Mensch bezähmt, bewacht." Natürlich hatte er (wie wohl fast jeder Deutsche auch) keine Ahnung, dass das von Schiller ist und wusste auch überhaupt nicht, wer Schiller ist. Ich sagte ihm, dass ich den Spruch in Guben auf meiner Wanderung an einer Feuerwehr gelesen hätte und riet ihm dringendst, sich wenigstens mal in Weimar umzusehen, wo Du doch seinerzeit das Schillerhaus als potenziellen Wohnsitz erkoren hattest. Da war ich also in den Gedanken wieder ganz bei Dir und erfragte einen Weg über die Baustelle Bahnhof Ostkreuz, den es tatsächlich noch gibt, wenn er auch ein bisschen wacklig ist.

Natürlich hatte Schiller in seiner "Glocke" einen anderen Brand im Sinn, als einen richtigen. Er meinte viel mehr den Seelenbrand und dieser, so hatte ich aus Tolstois Kreutzersonate gelernt, ging von der Geschlechterfrage aus, das war der Brand der Liebe. Die Feuerwehr kann sich nun freilich diesen Spruch im Original an die Wand nageln, aber in Wirklichkeit hatte Schiller sagen wollen: "Wohltätig ist der Frauen Macht, wenn sie der Mann bezähmt, bewacht." Das ist doch eine Abschweifung in der "Glocke", die man gar nicht anders auffassen kann, wenn er wenige Zeilen später feststellt "Furchtbar ist die Himmelskraft, wenn sie der Fesseln sich entrafft." Bei Himmelsmacht ist doch wohl keine andere Deutungsmöglichkeit mehr drin, als dass es sich um Liebe handelt. Vor diesem Exzess hatte er ja schon die züchtige Hausfrau beschworen, die im Hause waltet, aber nun ist das Feuer ausgebrochen, dieses Symbol des Sexuellen, und was folgen muss, ist die *tristesse post coitum*, die den Dichter an eine Beerdigung denken lässt, nachdem der Samen sich ergoss, wie die glühende Bronze in die Form. Da ist sie wieder, die explizite Frau, der man im Toben schon fast nicht mehr gedachte und sie ist jetzt: "Ach! die Gattin ist's, die teure, Ach! es ist die treue Mutter." Nachdem man sie besessen hatte, seiner Lust frönte, kann sie nun gern wieder Keuschheit zeigen. Einem Mann, der es für angemessen hielt, selbst nach Möglichkeit mit zwei Frauen zugleich zu leben: mit der geistreichen Caroline, die sich vielleicht weniger hätte bezähmen lassen, und der tröstlich sittsamen Charlotte, müssen solche Bilder vor Augen gestanden haben, die sich freilich in einem Glockenguss besser aussprechen, als in einem Samenerguss.

Ich hatte auch den Bürgermeister schon über unsere Hochzeitspläne informiert und nebenbei um Prokura gebeten, dass Du bei der Feuerwehr die Abrechnung des Osterfeuers überprüfen oder überhaupt erst mal einfordern kannst, aber er ist nicht darauf eingegangen. Nun fragte ich noch bei der Ortsvorsteherin um Rat, ob sie nicht mal mitkommen könne und die Sache in die Wege leiten. Sie sah sich aber nur zuständig dafür, dass der Beitrag des Ortsbeirates korrekt abgerechnet wird und sie wusste auch noch gar nicht, dass Du Vorsitzende des Fördervereins bist und sagte, dass für die korrekte Abrechnung allein die Vorsitzende gegenüber dem Verein ihren Kopf hinhalten müsse. Du warst ja nicht da und schon mit den Kindern zelten und da ich gemerkt hatte, welche Berührungsängste Du dort hast, wollte ich Dir die Sache ein bisschen abnehmen und noch am gleichen Abend in der Feuerwehr vorstellig werden, was ich dann auch gemacht habe, wenn auch nicht in dieser Angelegenheit. Als erstes hätte ich natürlich Dich selber fragen müssen und das ganze Verfahren von mir war schon ein bisschen schwofelig. Immerhin habe ich noch überlegt, ob ich Dich anrufe und Dich frage, ob ich das Problem aus der Welt schaffen soll, aber dieses Problem sollte sich wenige Minuten später von selbst lösen, als Du mich nämlich aus der Mittagspause anriefst, ich natürlich ein ziemlich schlechtes Gewissen hatte, aber das Vorhaben immerhin zur Sprache brachte. Du sagtest nicht direkt, dass es Dir nicht recht sei, denn Du hast in den Feuerwehrdingen schon immer gern meine Hilfe in Anspruch genommen, weil Dir selbst ja die Sache ein bisschen heikel ist.

Mein Weg führte mich dann durch den Treptower Park und ich sah mir in strahlendem Sonnenschein die Inschriften in Deutsch und in Russisch am sowjetischen Ehrenmal an. Auch dort wieder müßige Leute, die es zum Teil sogar für passend hielten, sich daselbst auf die Steine zu legen, was entweder bedeuten konnte, dass sie einigermaßen müde waren oder sie wollten so Opfer des Faschismus bildlich darstellen. Auch einigermaßen pietätlos fuhr ein Streifenwagen auf dem Sandweg um die ganze Anlage. Der Hinterausgang war geschlossen und ich musste den ganzen Weg erst noch einmal zurück und dann ja wieder außen lang, bis ich wieder am Hinterausgang herauskam. Zwei Hundebesitzer bekamen sich in die Wolle, weil der Hund des einen nicht von dem des anderen weichen wollte, und der andere schrie das Tier des einen an. Das waren die einzigen lauten Worte, die ich auf dieser Wanderung hörte.

Ich ging weiter an der Köpenicker Landstraße entlang und hielt mich, soweit es ging, im Grünen. Kurz vor dem nördlichen Arm des Teltowkanals ist so ein Park, wo wieder einige Kinder spielten und ich ging am Kanalufer entlang, als ich ein stählern eingezäuntes Gebäude am Ufer bemerkte. Obwohl an den oberen Enden noch nach außen weisende Streben das Überklettern verhindern sollten, hatten Sprayer den Weg hinein doch gefunden und das Gebäude angesprüht. Als ich noch ein paar Schritte weitergelaufen bin, sah ich hinter der Wegeinfassung mehrere Schachteln Marlboro, die alle noch halb voll waren, teilweise aber schon unter der Witterung gelitten hatten. Hier wollte uns jemand etwas über das benachbarte Gebäude sagen, aber was? Ich traf einen Mann und fragte ihn nach der Bewandtnis des ufernahen Gebäudes. Er sagte mit einem verschwörerischen Blick das sei vielleicht ein "Trafohäuschen". Na klar, ein Trafohäuschen am Wasser. Das musste etwas mit Wasser zu tun haben und ich sagte, das sieht doch eher aus, wie eine Giftbude. Der Mann quittierte das mit einem Blick, der besagen wollte: das wissen wir schon lange, aber darüber spricht man natürlich nicht. Er sagte noch, ich solle die ganz braunen Zigaretten nicht rauchen.

Mit diesem Wissen ausgerüstet ging ich über die Kanalbrücke und sah auf der anderen Uferseite einen Schleppkahn vor Anker mit alten Autowracks und daneben waren Planierraupen mit Erdarbeiten beschäftigt. Das Ganze sah genau aus wie ein Massengrab, es waren sogar einige Abschnitte abgesteckt, auf denen man problemlos hunderte von Särgen hätte abstellen können. Ich sah am Hang hinunter und da war eine kleine Durchfahrt noch ganz frisch aus Beton, die die Verbindung zum neuen städtischen Friedhof Baumschulenweg herstellte, so dass man die Särge würde bequem dorthinschaffen können. Hier arbeitete man also vor aller Augen an einer gigantischen Menschenvernichtungsmaschinerie und mir fiel auch noch ein, dass es ja eine Wassertrasse bis nach Eisenhüttenstadt gibt mit seinen zum "technischen Denkmal" erklärten Hochöfen. Diese würden dann sicher der Verbrennung der riesigen Leichenberge dienen, die da anfallen würden, wenn das Trinkwasser vergiftet wurde oder irgendetwas von der Art. Vor aller Augen traf man diese Vorbereitungen und kaum einer schöpfte Verdacht. Es war ja klar, dass es zu viele Bewohner in Berlin gibt, zu viele Bewohner überhaupt in Deutschland. Hier wurde, von wem auch immer, die Lösung dieses Problems vorbereitet.

Nicht viel weiter folgt ein gigantischer Automarkt. Es würden ja auch viele Autos übrig sein, wenn so viele Menschen würden sterben müssen.

Man stellte sich jetzt schon darauf ein und handelte mehr oder weniger ehrlich mit ihnen. Ich hatte nun diese Erkenntnis. Darum hat mich Gott diesen Weg bis Eisenhüttenstadt gehen lassen, dass ich als einziger den Zusammenhang zwischen der hiesigen "Bodensanierung" und der seltsamen Unzugänglichkeit des Werkes in Eisenhüttenstadt erkenne. Postkarten wollte man von diesen zukünftigen Menschenvernichtungsmaschinen natürlich auch nicht vertreiben (Sie erinnern sich). Ich überlegte schon, meinen Töchtern zu raten, die Stadt zu verlassen und nicht dieses Unglück abzuwarten, bei dem auch mit den Pseudorevolutionären am Prenzelberg und wo sie sich noch aufhielten, abgerechnet würde. Aber es galt jetzt Ruhe zu bewahren, denn allzu oft hatte ich schon durch überhitzte Vorstellungen und Handlungen alles verdorben und war in der Klapsmühle gelandet. Diesmal will Er, dass ich ruhig bleibe und mit eisernen Nerven alles Notwendige durchziehe.

Ich würde der Sache ganz in Ruhe auf den Grund gehen, auch wenn ich es seltsamerweise für nicht in meiner Macht stehend ansah, das große Unglück abzuwenden. Ich als Leiche würde mein Auto nicht einfach herumstehen lassen, um es dann nach sonstwo transportieren zu lassen, sondern würde es vorher verkaufen um fürderhin ohne auszukommen. Also ging ich in den erstbesten Container, der angefüllt war mit zwielichtigen Gestalten, die grinsten, als ich bereitwillig meine Adresse angab, als der Chef mich fragte, wo denn mein Auto stehe. Ich hatte es ja in Zeuthen auf einem Parkplatz abgestellt und wenn sie nachts kommen würden, sich das Objekt der Begierde einfach zu holen, statt es zu bezahlen, würden sie es nicht finden. Wir tauschten noch die Telefonnummern aus und ich war vertrauensvoll, obwohl es doch alles so schräge Gestalten waren, weil ich doch wohl sehr gut wusste, was ich tat, auch wenn es in ihren Augen als vollkommen blöde erscheinen musste, denn wer gibt schon an solche Leute seine Adresse und Handynummer heraus.

Noch ein Stück weiter waren wieder großflächige Erdarbeiten im Gange. Nur die Werksmauer der ehemaligen Lackefabrik hatte man stehen lassen und wieder gab es keinerlei Hinweisschild, was der Grund für die Planierarbeiten war. Eigentlich waren da nur zwei Mann mit großen Maschinen beschäftigt und es gab nur einen einzigen vergitterten Baucontainer, in dem sich ein dritter gerade aufhielt. Den fragte ich durch das angekippte Fenster, was sie denn hier tun. Er sagte, dass sie so etwas wie einen Baumarkt bauen, dabei war 100 m weiter schon einer. Er sagte, einen "Sconto". Nun weiß aber jeder, dass das gar kein Baumarkt ist, sondern ein Möbelladen. Da war mein Urteil fertig, dass es keinen Sinn haben würde, weiter in diesen Mann, der ohnehin schon im Gehen war, zu dringen, sondern dass auch diese Baustelle zu dem geplanten gigantischen Vernichtungsprojekt gehöre. An der Straße befindliche Werbeplakate gaukelten eine Normalität vor und es war klar, dass hier Millionen an der Nase herumgeführt werden, nur weil keiner mehr einen Fußmarsch vom vorrevolutionären Prenzelberg bis nach Schöneweide macht und schon gar nicht bis Eisenhüttenstadt, wo sich der andere Teil der logischen Kette befand. Nur wer wusste, dass Arcelor Mittal sich in einer tiefen Krise befand und man das ganze "Flächendenkmal" nur subventionierte, um es dann seiner Funktion in der Vernichtungsaktion entgegenzuführen, konnte hier mitreden.

Im Bahnhof Schöneweide kaufte ich noch ein paar geschälte Grapefruits, die ich den Kindern zu Hause mitbringen wollte, die doch ununterbrochen vor dem Computer saßen und auch keine Ahnung haben konnten, was um sie her vor sich ging. Auf dem Bahnsteig saß auf einer der Drahtbänke ein verzweifelter grauhaariger Mann, dem Anschein nach ein obdachloser Portugiese. Er hatte einen Röntgenfilm im Umschlag in der Hand und polkte sinnlos an einem Etikett darauf herum. Neben ihm saß eine Frau, die irgendeine Werbung las und davon keine Notiz nahm. Ich fragte den Mann, ob ich ihm mit einem Euro helfen könne. Er wand sich verzweifelt und stöhnte. Da berührte ich ihn an der Schulter und fragte, was er habe. Da stieß er hervor: "Mein Herz." Nun kann man mit einem Röntgenapparat gar nicht viel über ein Herz aussagen, sie hätten schon eine Kernspintomographie machen müssen, aber das war bestimmt zu teuer für so eine arme Gestalt. Ich versuchte ihn zu trösten und sagte, dass bestimmt alles wieder gut wird.

Ich fuhr mit der S-Bahn in Richtung Schönefeld bis Grünbergallee, wo ich den dortigen Bratwurststand besuchte, der zwar im Ruf stand, dass er echte Thüringer hätte, der aber trotzdem fast immer leer ist. Natürlich kam ich auch mit dem Inhaber ins Gespräch und er sagte mir, dass er sowohl ein Rechter als auch ein Linker sei. Er hätte auch schon mal einen Burn-out gehabt, machte aber einen recht munteren Eindruck. Tatsächlich hat er dann mal einem hinten an den Laden Herangefahrenen einen Hitlergruß gemacht, aber er hatte auch einiges Löbliche über die DDR zu sagen. Ich wollte dort schon ein paar Flyer meines Gedichtladens auslegen, aber als ich merkte, dass das ein etwas zweifelhafter Laden war, ließ ich nur einen oder zwei liegen und wollte sie nicht auf den Tischen verteilen, wo schon irgendwelche rechten Parolen herumlagen. Der Wirt und ich waren uns dann schon nah genug, dass er mir sagte, dass ich zu deutsch stinke, und tatsächlich hatte mich der Tag ja auch einigermaßen mitgenommen.

Nun kam mir die ganze Gegend um den Baumarkt Hornbach einigermaßen rechts vor und als ich eine schmale Straße zwischen den Siedlungshäusern entlangging, begegneten mir zwei Damen, die ich als Bewacherpersonal einstufte. Auch mit ihnen wechselte ich ein paar Worte, hielt aber sicheren Abstand wegen meines Schweißgeruches. Nach richtigem Sport sah deren Nordic Walking nicht aus und ich hielt natürlich wie immer nicht mit meiner Meinung zurück, dass sie sich wohl nur einen Anschein gäben. Sie hätten noch richtige Sportarten, die sie betrieben, sagten sie mir da und wir hatten noch einen gemeinsamen Weg bis fast an die Autobahnbrücke.

Von Bohnsdorf wollte ich durch die Parchwitzer Straße bis nach Waltersdorf gehen, aber da sah ich den Tunnel unter der Autobahn durch und ich beschloss, mal bei Siegi und Gabi verbeizuschauen. Eine Radfahrerin neben mir verlor die Kette und ich bot ihr an, sie wieder aufzuziehen, aber sie lehnte ab und sagte, dass sie gleich zu Hause sei. Siegi und Gabi waren auch wirklich beide zu Hause und gerade am Gartenzaun, als ich ankam. Da wurden flugs drei Stühle in den Garten geräumt und ich schwadronierte von der Wanderung und davon, dass wir noch einmal kirchlich heiraten wollen. Es stellte sich heraus, dass die beiden auch kirchlich getraut sind. Ich hatte schon vorsorglich darauf aufmerksam gemacht, dass ich etwas stinke, und Siegi bot mir an, sich bei ihm im Garten zu duschen, wo er sogar einen Warmwasseranschluss hätte. Die Tropfen waren dann zwar doch einigermaßen frisch von der feinzerstäubenden Dusche, aber es war ein Genuss. Das Ganze fand auch ohne Sichtschutz bei ihm im Garten statt, so dass ich mich fühlte wie Jesus, der seinem Schicksal mit nichts auf dem Leibe entgegengeht. Dann fuhr mich Siegi noch bis zum Autohaus, was wohl auch die einzige Chance war, da noch vor 18 Uhr anzukommen und nach dem Rückkaufwert meines Autos zu fragen. Sie waren auch gar nicht abgeneigt, dass ich den Leasingwagen erstehen wollte (dass ich ihn umgehend wieder zu verkaufen gedachte, habe ich nicht erzählt), aber sie sagten, die Preisnachfrage würde einige Tage dauern, was mir gar nicht recht war, denn ich war immer noch in der Annahme, dass ich meine Wanderung am Sonntag fortsetzen würde.

Zu Hause schrieb ich einen Artikel über Forrest Gump, meine Erlebnisse in Eisenhüttenstadt. Es war ja nun notwendig die Öffentlichkeit so nach und nach mit den vermuteten Zusammenhängen anzufreunden. Diese Columne geriet etwas verschwiemelt, aber nach anfänglicher Kompliziertheit wurde sie dann doch klarer und mündete in einen Aufruf unserem Waltersdorfer Obdachlosen, der doch den Spitznamen Forrest Gump hatte, doch seinen Aufenthaltsort am Gemeindehaus zu lassen. Damit zog ich dann zur Feuerwehr, denn ich wusste, dass die Damen dort sich sehr einsetzten für unseren Forrest Gump und dass der Artikel ihre Unterstützung finden würde. Erst fand ich keinen und dann sah ich, dass sie vor der Fahrzeughalle saßen und ging guter Dinge hin. Zwei von den Feuerwehrfrauen lasen sich die brandneue Columne "Hüsung" durch und waren sehr angetan und unterschrieben sie, denn sie fanden den Aufruf unterstützenswert. Nur eine blieb distanziert und konnte sich auch nicht auf den etwas schwierigen Text konzentrieren. Das Anliegen der Osterfeuerabrechnung, dem ich mich noch an diesem Tage hatte verschreiben wollen, brachte ich gar nicht erst zur Sprache, denn lieber sonnte ich mich in der Anerkennung, als unliebsame Themen aufzugreifen. Sicher haben die Frauen gemerkt, dass ich nicht ganz in meinem inneren Gleichgewicht war. Das ist vielen schon so gegangen, dass sie der gewinnenden Nähe eines Psychopaten zwar nicht widerstehen können, aber wenn sie die Person dann mal in einem weniger angeregten Zustand wieder antreffen, ist immer ein bisschen Verlegenheit zu spüren. Ich selbst hatte jedenfalls ein gutes Gefühl und freute mich auch schon lange, dass einige aus der Feuerwehr, die ja nicht unter dem Verdacht übertriebener Intellektualität stehen, manchmal unbedingt erst noch die neueste Columne auf meiner Internetseite lesen müssen, bevor sie sich anderen Dingen zuwenden. Auch den Artikel, den ich zur Ankündigung des Osterfeuers geschrieben hatte und an dem nichts Besonderes war, war für eine kleine Kostbarkeit gehalten worden.

Ich war nun zwar beschwert mit all diesen Vorahnungen die Hochöfen in Eisenhüttenstadt betreffend, von denen ich später erfuhr, dass nach der Wende dort schon mal, wenn auch wesentlich unspektakulärere Heimlichkeiten gelaufen waren, dass man nämlich Trabis verheizt hatte, aber ich wusste, dass nur die Ruhe mich aus dieser gottgewollten Situation retten könne und ich meiner Aufgabe gerecht werden. So ein gigantisches Krematorium ist natürlich auch besser als jede Erfindung der Nazis, die es ja auch nicht an Einfallsreichtum in Sachen Vernichtung hatten fehlen lassen. Als dann abends die Katze nicht in die Wohnung wollte, wusste ich, dass eventuell noch etwas passieren würde. Zunächst kam nur ein aufgeregter Anruf meiner dritten Tochter aus Halle, die befürchtete, dass ich den siebten Jahrestag des Freitodes meiner Mutter am Montag zum Anlass nehmen würde, um selbst aus dem Leben zu scheiden. Das war ja nun auch nicht ganz fehlinterpretiert, wenn ich auch einen viel später liegenden Zeitpunkt dafür ins Auge gefasst hatte und das ja zudem für mein gutes Recht hielt, denn ich sollte Dir doch beweisen, dass ich Dich über alles liebe, und wenn man zu diesem Behufe nicht schnöde seinen Partner ermorden wollte, wie das bei Tolstois Helden der Fall war, dann blieb doch als überzeugende Variante nur, dass man selber aus dem Leben ging, was ich allerdings nur zum Schein vorhatte, wollte ich mich doch eigentlich nur der Mühe unterziehen, mal ein paar Tage scheintot zu sein, um Dir dann das eindrückliche Erlebnis der Wiederauferstehung zu verschaffen und außerdem so ein öffentlichkeitswirksames Event auf die Beine bekommen. Bin ich doch der Meinung, dass es, wenn man von der Natur vielleicht nicht so begnadet ist, Deine Liebe zu erhalten, es eines eindrucksvollen Erlebnisses – am besten mit biblischen Dimensionen – bedarf, und wenn die Sache schief gehen würde, dann wäre ich eben gestorben und begraben und das wäre vielleicht auch Eindruck genug, dass mir Deine Treue postum erhalten bliebe. Das war also ein historisches Problem, dass irgendeine gigantische Vernichtung anstand, und Eifersucht ein ganz kleines, wie sie täglich zu Tausenden schief gehen, dass ein Mann um die Treue seiner Frau bangt und vielleicht daran scheitert.

Es war ja nun das Fatale, dass Du gerade nicht da warst, denn die Besorgnisse gingen auch dahin, dass ich ja auch Dir etwas angetan haben konnte. Jenny wollte nun unbedingt Dich sprechen, aber es verbot sich doch absolut, am Telefon erkennen zu lassen, dass Du nicht da warst, weil ich doch immer davon ausgehen muss, dass bestimmte Leute darauf warten, dass Du in einer entscheidenden Situation mal nicht da bist und sie leichtes Spiel haben mit mir, was ja dann auch der Fall war. Ich sagte also nicht, wo Du bist. Man sollte vielleicht einfach mehr Zutrauen zu der Abhörsicherheit der Telefone haben und könnte sich dann drei Wochen

Lebenszeit ersparen, die nicht ganz einfach werden sollten. Ich gab ihr Deine Handynummer und hatte alle Mühe, musste wohl auch ein bisschen barsch werden, um Jenny zu bewegen, Dich eben auf dem Handy anzurufen und nicht, wie sie wollte, einfach mal den Hörer rüberzureichen. Später sollte ich erfahren, dass Dein Handy alle gewesen ist und sie Dich demzufolge auch auf diesem Wege nicht erreichen konnte. Außerdem fand ich es aber auch unangemessen, dass sie abends um halb elf anriefen und solche Wellen in unserem Privatleben machen. Ich machte mich bettfertig und legte mir das Buch "Die Hutmacher" aus Guben bereit, das Du die Woche zuvor mit so großem Wohlgefallen gelesen hattest, trat aber noch mal ans Fenster und sah auf der gegenüberliegenden Straßenseite vier Polizisten einem Zivilwagen entsteigen. Diese Typen, die mich Jahre zuvor schon einmal mit vier Streifenwagen gejagt hatten, ohne mich zu finden, waren also wieder im Anmarsch.

Ich zog es vor, bei Tobi in der oberen Wohnung eine rauchen zu gehen, stieg die Treppe im Dunkeln hinauf und klingelte. Tobi machte auf und bekam so einen Herzkasper, dass er einen flotten Hampelmann ausführte. Ja, das war eben die Zeit der Erscheinungen, die Osterfreudenzeit. Nicht immer geht es da ohne einen herzerfrischenden Schrecken ab. Es dauerte immerhin eine Zigarettenlänge, bis es dann auch bei ihm klingelte. Er ging hinunter und kam mit der Nachricht zurück, dass da vier Polizisten vor der Tür stünden. Sie kamen aber nicht hoch, denn mit den Verrückten ist ja manchmal nicht so gut Kirschen essen. Manch einer hatte sich da schon mal eine blutige Nase geholt. Aber kurz danach kam mein Vater, hing sich in meinen Arm nach Art eines Nervenarztes und sagte, dass ich ihm schon gestern nicht gefallen habe. Kein Wunder, wenn ich ihm als überzeugtem Atheisten an diesem Tag eröffnet hatte, dass ich an den lieben Gott glaube. Man glaubt ja nicht, wie nah in unserer Gesellschaft göttliches Erleben schon in den Bereich des Wahnsinnigen gerückt ist, wo wir doch nun schon zweitausend Jahre hatten ohne göttliche Erscheinung auskommen müssen, und wenn so viel Wasser seitdem die Spree hinuntergeflossen ist, natürlich auch fast die ganze Religiosität den Bach runtergegangen sein musste. Ein wenig hatte ich ihn aber von meiner Unbedenklichkeit überzeugen können und er wollte noch mal hinuntergehen und die Polizisten zum Weggang bewegen.

Da holte Tobi bei den Polizisten die Nachricht ein, dass sie einen sogenannten Rettungswagen gerufen hätten, was ja das bekannte Verfahren in
solchen Fällen ist, wenn sie einen unbedingt in die Klinik bringen wollen.
Er sagte, ich solle mich ruhig wieder in meine Wohnung begeben und der
Dinge harren, die da kommen würden.

Wenig später hockte sich ein pferdebeschwänzter Notarzt neben mich
ans Bett und interessierte sich weniger für meine Lektüre, als dafür, mir
handfest zu drohen. Nicht dass er mich untersucht hat. Hätte er das, wäre
ihm das unmäßige Herzklopfen, dass sich meiner bemächtigt hatte, nicht
verborgen geblieben und er hätte so einen Grund gehabt, mich vor über-
triebenem "Herzrasen" zu "schützen". Er machte die interessante Alternative auf, bekennend, dass er nichts von solchen Sachen versteht, dass ich
doch ruhig einmal sagen solle, was ich wolle. Er würde daraufhin entscheiden, was er wolle, was durchaus sein würde, dass die Polizisten mich dann
an vier Ecken packen werden und hinaustragen. Es sei nur ein kleines
Gespräch mit einem Psychiater angedacht, wohin sie mich komfortabler
Weise natürlich chauffieren würden. Wie ich dann allerdings gegebenenfalls,
falls ich also diese kleine Unannehmlichkeit bestehe, wieder nach Hause
käme, wäre meine Angelegenheit. Die Fairness dieses Angebotes und auch
die diskret gemachte Drohung überzeugten mich so, dass ich nach kurzer
Bedenkzeit einwilligte, mich abtransportieren zu lassen.

Ich hatte ja glücklicherweise meinen kompletten Rucksack gepackt im
Schlafzimmer stehen, denn der geneigte Leser wird sich noch erinnern, dass
ich über einen Tag gedachte, wieder auf die Wanderschaft zu gehen. Ich rief
aber noch mal bei Mila an, ohne damals zu wissen, dass ich da an der
richtigen Adresse gewesen bin und bedankte mich für die Maßnahme.
Später sollte ich nämlich erfahren, dass sie nach meinem Besuch am
Vormittag total aus dem Häuschen gewesen ist und jetzt sollte sie Zeuge
der Früchte ihrer Aufregung werden, die sie auf Jenny und Miguel, meinen
Schwiegersohn in spe, zu übertragen gewusst hat. Als ich auf den Hof kam,
saßen dort mein Vater und seine Lebensgefährtin Christel und machten
Beerdigungsgesichter. Auch die vier Polizisten hatten ausgeharrt und ich
hatte noch ein Wort für sie, dass sie doch mal nachsehen sollten, ob mein
Auto noch in der Garage steht. Wenn sie es getan hätten, hätten sie
bemerken müssen, dass dies nicht der Fall war und eine Anzeige
aufnehmen. Aber man wird unter solchen Umständen eben nicht ganz ernst

genommen und es mag auch wesentlich unterhaltsamer sein, Verrückte zu jagen, als einem möglichen Diebstahl nachzugehen.

17 NIE WIEDER STATION 2.2

Sie hatten mich also jetzt in dem sogenannten Rettungswagen, ich nahm Platz und der pferdebeschwänzte Arzt, der mich in die Psychiatrie komplimentiert hatte, warf noch einen süffisanten Blick auf dieses sein Werk in das Wageninnere. Damit auch die Nachbarn etwas davon haben, geht es dann mit Martinshorn und Blaulicht los. Als ich dem Rettungsassistenten mein Befremden über diese Praxis ausdrückte, grinste er und sagte, das machen sie nur, um wieder schnell am Ausgangsort zu sein. Sie fuhren, als ginge es um mein Leben, dabei ging es wohl eher um das nächste geruhsame Päuschen. Man sollte die Legalität solcher Verfahrensweise vielleicht mal unter die Lupe nehmen.

Der Sanitäter war so der übergesunde Typ und es wunderte mich nicht, dass er sagte, er habe vorher bei der Bundeswehr gedient. Literarisch war kein Gespräch mit ihm möglich, aber als ich seine Armbanduhr bewunderte, sagte er, er habe vierzehn davon. Also immerhin ein Interesse. Durch das Fenster zum Fahrerraum ragte eine besorgniserregende Gasarmatur. Ich rief wieder meine Tochter Mila an und hielt sie auf dem Laufenden, denn ich hatte ja eine Festnetzflat, aber als ich mal wieder reinhörte, hatte sie offenbar schon aufgelegt oder ihr Akku war leer. Ich bat den Sanitäter um ein Glas Wasser, da beschied er mir, dass sie keins haben. Was sind das für Rettungswagen, in denen sie vielleicht noch eine Infusionslösung hatten, aber kein Glas Wasser mehr? Ich war skeptisch und versuchte den Weg zu verfolgen, den wir in rasender Geschwindigkeit zurücklegten und dabei wer weiß wie viele Autofahrer beunruhigt haben, die meinten, es wäre ihre Bürgerpflicht auszuweichen, wenn ein Mitbürger in Not ist. Ich wollte nie wieder nach S., weil mir diese Klinik bei meinen wenigen Besuchen einen immer verwahrlosteren Eindruck gemacht hatte und ja im Prinzip klar war, dass es bei allem in erster Linie um das Verdienen geht und wenn sie jetzt einen der führenden Stasiagenten dorthin fuhren, würde eine beachtliche Dotation winken. Hätten sie mich aber woanders hingefahren, was ich durchaus für möglich hielt, wäre mir das auch nicht recht gewesen, denn mit meinem Wissen würde ich Torturen in irgendeinem Folterkeller wohl noch schlechter widerstehen, als wenn sie nur ihre psychologischen und chemischen Waffen auf einen loslassen. Gerade die Neubauten waren verdächtig, denn sie entbehrten aller Seele und der tausend kleinen Dinge, die man als psychisch kranker Mensch braucht, um sich daran aufzurichten. Zwar hatten sie die Natur noch nicht vollkommen zurückdrängen können, die ja auf dem Gelände immer noch die wohltuendste Wirkung hat, aber statt die alten guten Gebäude zu nutzen und zu renovieren, zog man es vor neue hinzuklotzen, die dann total übersichtlich waren, wo man Betten problemlos von einem Raum in den anderen schieben konnte, wo man die Küche nicht mehr betreten konnte oder eben mal einen Kuchen backen oder sich an einer Pflanze freuen.

Genau in so einen seelenlosen Neubau führten sie mich. Mir wurde bedeutet auf den Arzt zu warten und es blieb einem ja auch nichts weiter übrig, denn hinter mir war die Tür ins Schloss gefallen, die sich nur noch auf Geheiß eines Pflegers öffnen ließ und das eben nur, wenn diese willfährigen Gesellen das in der Akte hätten. Was ich nicht wusste, dass inzwischen mein Vater auch eingetroffen war, sie ihn aber auf eine andere Abteilung gelotst hatten und weder ihm etwas über meinen Verbleib noch mir etwas von seiner Ankunft sagten. Natürlich hätte ich das nun folgende Gespräch, das nicht weniger war, als eine weitere blanke Erpressung, gern in Anwesenheit eines Zeugen geführt und ich bin meinem Vater sehr dankbar, dass er es auf sich genommen hat, mir nachzufahren.

Ich hatte ja am Rande mitbekommen, dass es der islamisierende Miguel, der Lebensgefährte meiner dritten Tochter in Halle, gewesen war, der den entscheidenden Anruf, der mich hierher brachte, getätigt hatte. Stellen Sie sich vor, da ruft jemand aus Halle an und regt einfach mal an, eine Privatperson bei Berlin festnehmen zu lassen, und die Polizei macht sich auf den

Weg und führt diesen Auftrag aus, ohne dass man etwas dagegen machen kann. Muss man da nicht ein bisschen Verfolgungswahn bekommen und annehmen, dass es diesmal die Araber auf einen abgesehen haben? So wunderte es mich nicht, als mir ein Arzt entgegenkam, der irgendwie arabisch aussah. Er wollte mich auch sogleich in sein Dienstzimmer expedieren, aber ich sagte, dass ich es vorzöge, mich im Speiseraum mit ihm zu unterhalten. Dass wir da gestört werden könnten, wie er einwandte, störte mich nun gar nicht, weil es doch wenigstens noch ein Minimum an Öffentlichkeit ermöglichte, obwohl natürlich nachts um eins keiner weiter zu sehen war und die ganze Station den Eindruck machte, als wäre sie nur für mich allein da. Nach einigem Hin und Her ließ er sich darauf ein und begann seine Examination. Auch hier gab es keinerlei körperliche Untersuchung, sondern den Test, ob ich auch, erst eine Stunde nach Mitternacht, schon das korrekte Datum angeben könne und er ließ mich von hundert an in Siebenerschritten rückwärts zählen. Ich habe später diesen Test an einigen völlig normalen Personen gemacht und sie schnitten dabei viel schlechter ab, als ich in dieser Nacht. Er kritzelte ab und zu etwas auf einen kleinen Zettel vor sich, der dann zu einem maschinengeschriebenen Bericht wurde, den ich freilich nie zu lesen bekam.

Es gab da auch so einen Wasserspender, den man heute in allen Mefitiseinrichtungen findet und der normalerweise mit Gummihandschuhen beschickt wird, weil die Substanzen keinen Hautkontakt vertragen und die eben nur zum Trinken gut sind für die Patienten, die nicht weiter durchblicken und sich nichts dabei denken, dass man die frühere Versorgung mit Seriengetränken durch diese zweifelhaften Substanzen ersetzt hat. Ich verwandte einen Gedanken an den Wasserspender und dieser begann zu brummen, wovon ich dem Arzt Mitteilung machte, dass ich soeben an den Wasserspender gedacht hätte und er beginne zu komprimieren. Das fand ich dann bei einem Blick in diesen Bericht, den ich später mal erhaschen konnte, als bedenkliche Tatsache notiert.

Ebenso bedenklich musste religiöses Erleben wirken und einem verkappten Moslem etwas von Jesus oder Gott zu erzählen, wusste ich mich zu enthalten. Trotzdem musste ich natürlich meine Wanderung motivieren und deren Motto war nun einmal die Suche nach Gott. Das könnte man notfalls auch allgemeiner fassen und vielleicht einem Allah zuordnen, der doch immerhin noch den zusätzlichen Charme hat, dass er sich selbstmordenden Kämpfern im Dschihad mit einer Schar Jungfrauen winkt, die einem zu Willen sind. Auch wenn man mir noch so viele Jungfrauen auf den Bauch binden würde, könnte ich immer noch nur an Dich denken und mein Begehren hätte auch keine andere Richtung. Ich bin sicher, dass die religiöse Komponente ebenfalls als bedenklich eingestuft wurde, doch da man in einem sogenannten Rechtsstaat keine Einsicht hat in seine eigene Krankenakte, kann man das nur mutmaßen.

Dann begann mich der Arzt zu nötigen, dass ich freiwillig für eine Beobachtungszeit von drei Tagen dableiben solle. Wenn nicht, würde er zu anderen Mitteln greifen. Ich erwiderte, immer auf Ausgleich und Ruhigbleiben ob dieser Unverschämtheiten bedacht, dass ich einverstanden wäre, wenn ich weiter meine eigenen Medikamente nehmen könne. Das lehnte er unter einem läppischen versicherungstechnischen Vorwand ab, obwohl ich das in einer anderen Klinik vor ein paar Jahren noch ohne Wieteres zugestanden bekommen hatte. Dann wieder die Drohung, dass er mich andernfalls, falls ich meine "Freiwilligkeit" nicht erklärte, wenn es ihm beliebt, gegen meinen Willlen festhalten würde, denn es sei ja nur für drei Tage. Ich sagte, dass ich wenigstens die Medikamente sehen wolle, die er mir gedenkt zu verabreichen. Er wieder: "Das mache ich erst, wenn Sie die Freiwilligkeit erklärt haben." Sagen Sie, liebe LeserIn, was bleibt einem friedfertigen Menschen denn da noch für eine Wahl? Er saß da, den Kopf auf die Hände gestützt und ich hielt es für angezeigt, ihm mein gespieltes Vertrauen, das ich in Wahrheit nicht einen Moment meines Aufenthaltes dort empfand, zu bezeigen und berührte mit meinen beiden Händen nur ganz leicht die seinen, woraufhin er panisch fast aufgesprungen wäre und ich hatte so immerhin geklärt, wer hier der Herr der Lage war, so hilflos sich die meine auch darstellte.

Ich nickte. Er zeigte mir eine Schachtel von Hexal, was nun nicht eben meine Marke war, dann wies er mir ein Zimmer an und fragte noch, ob ich Einzelzimmer von der Krankenkasse zugesichert hätte. Das verneinte ich wahrheitsgemäß.

Die einzige sympathische Beobachtung, die ich an diesem Arzt gemacht hatte, war, dass eine Zigarettenschachtel aus seiner Tasche hervorlugte und ich fragte ihn, ob er mich mal zu einer Zigarette einladen würde. Wir gingen auf einen Blechbalkon, der total vergittert war. Das sei zum Schutz, wie er meinte, mehr von außen. April, April hätte er noch hinzufügen können. Auf dem Balkon, der sich in den nächsten Tagen als das gesellschaftliche Zentrum erweisen sollte, wie es Rauchergelegenheiten in Klapsmühlen immer sind, saß eine zusammengehockte weibliche Gestalt, die außer einem kurzen Gruß nichts weiter von sich gab und vor sich hin starrte. Später sollte sie mir ihren Eindruck wiedergeben, dass sie das Gefühl gehabt habe, ich wäre der Arzt gewesen und der Arzt der Gefangene, so nervös habe er gewirkt und ich so selbstsicher.

Die Station, die zwar modern war, aber nicht eine Spur von etwas Lebendigem hatte, auch kein Anzeichen von irgendetwas Kreativem, wie es im Umfeld von Geisteskranken immer entsteht und hier fein säuberlich entfernt war, hatte das richtige Ambiente eines Edelknastes, in dem man "Patienten" aufbewahrt, die man einer Gehirnwäsche unterziehen will, um zum Beispiel hinter die Geheimnisse der Stasi zu kommen, die man immer noch für aktiv hält. Wenn sich also herausstellen sollte, dass man an mir den ganzen Aufwand in diesem Schattenboxen umsonst vergeudet, ich aber merken würde, dass man diesem Phantom immer noch hinterherjagt, könnte es leicht um mich geschehen sein. Also versuchte ich, ein bisschen geheimdienstmäßig interessant zu erscheinen und ließ von meinem Wissen um diese Situation nichts erkennen.

Erst etwas später kam ein Pfleger zu mir ins Zimmer, um einen Fragebogen auszufüllen. Es ging nun schon auf zwei Uhr nachts und er hatte noch einige Fragen. Dann sollte ich auch endlich die "Freiwilligkeitserklärung" unterschreiben und ich entschloss mich zu einem falschen Namen, was dann tagelang keiner bemerkte, so schlampig wurde mit diesen Sachen umgegangen. Meine Phantasie reichte aber nur so weit, dass ich mit deinem früheren Nachnamen unterschrieb, den ja noch einige Personen tragen, insbesondere Tobi, Dein Sohn aus erster Ehe. Sein Name Schlagloth war nun wirklich nicht mit Rempel zu verwechseln und so schuf ich die Tatsache, dass ich weder richterlich noch freiwillig untergebracht war, also eigentlich widerrechtlich und das entsprach doch auch all den kleinen Erpressungen, denen ich nachzugeben hatte und mit denen man mich festgesetzt hatte.

Man muss ein beachtliches Maß an Selbstdisziplin aufbringen, wenn man in einer solchen Klinik nicht untergehen will. Wenn man die ganze

Nacht nicht geschlafen hat, weil man der Besorgnisse nicht Herr werden konnte, muss man trotzdem am Morgen aufstehen, sein Bett möglichst ordentlich machen, wozu ich die Tagesdecke wieder so legte, wie sie am Abend gelegen hatte und ein Photo meines Smartphones davon an meine dritte Tochter Jenny sandte, die wohl in dem Glauben war, sie hätten mich gerettet, mich aber vielmehr in diese Geheimdiensthölle gebracht hatten, die mir alle Energie abverlangte, um sie zu überstehen.

Dass es auf der Station wirklich Leben gab, zeigte sich beim Frühstück, denn es waren etwa 20 Leute anwesend und mir wurde ein Platz am Tisch von Uwe eingeräumt, dessen Armbanduhr ich auch gebührende Beachtung schenkte und der darauf sagte, er sei Taucher, es sei eine Taucheruhr und es mache ihm nichts aus, über 50 m tief zu tauchen. Das war natürlich Angabe. Keiner wollte gern mit ihm am Tisch sitzen, aber es war nun mal der einzige Platz, der frei war, und so musste ich seine joviale und aufschneiderische Art über mich ergehen lassen. Er sorgte auch dafür, dass ich etwas von dem knappen Kaffee abbekam, den ein als Pole bezeichneter dunkelhaariger Typ missmutig ausschenkte und dem es als einzigem gestattet war, die durch eine verschließbare Schiebetür abgetrennte Küche zu betreten.

Mit allem, was man da zu sich nahm, konnten Chemikalien verbunden sein, wie ja die Stasi seinerzeit schon über Wahrheitskaffee verfügte, der einen in leutselige und offenherzige Stimmung versetzte. Vielleicht war das damals auch nur einfacher guter Westkaffee, aber es kam ja schließlich auf die Wirkung an. Man musste darauf achten, von welchen Nahrungsmitteln vertrauenswürdige Personen etwas nahmen und welche man lieber in den Mülleimer warf. Wenn man sich unsicher war, konnte einen ein Blick in den Müllbehälter aufklären, welche Wurstsorte das gerade war, ob man heute besser Butter oder Margarine essen sollte und ob der Quark nun genießbar war oder nicht. Nicht selten wanderten so komplette Sorten von Nahrungsmitteln einfach in den Müll.

An meinem Platz war allerdings ein besonderer Löffel, der ansatzweise aussah, wie ein Maggilöffel aus der entsprechenden Werbung, zwar nicht eine komplette Schlaufe im Stiel hatte, aber auf eigentümliche Weise verbogen war, wie kein anderer Löffel und der mir sehr gute Dienste leistete, zweimal sogar weggekommen ist, aber endgültig erst am Tage vor meiner Entlassung. Diesen Löffel hatte man mir also hingelegt und er war mir ein Zeichen, dass Gott mich auch in dieser aussichtslosen Lage behüten würde, denn alle anderen Löffel waren gewöhnlich und gerade. Es war sofort klar, dass ich diesen Talisman an mich nehmen und hüten musste. Als ich zum Beispiel an diesem Abend dann doch die Kliniktabletten nehmen musste, zog ich den Löffel aus der Tasche und spielte mit dem Pfleger, der mir das "Medikament" verabreichen wollte, das Spiel: Einen Löffel für Mama, einen für Papa und einen für … , wobei ich die Augen schloss in gespielter Vertrauensseligkeit, die aber den Pfleger so verunsichern musste, dass er es nicht wagen würde, mir die Designerdroge zu verabreichen. Bei drei Milligramm Dosis war es ja auch verwunderlich, dass mir drei halbe Tabletten verabreicht wurden, von denen eine komplette doch zwei Milligramm enthalten musste und es normalerweise   e i n e ganze und e i n e halbe hätten sein müssen. Wer weiß, was sie mir da verabreichten und meine Vermutung war, dass sie mich noch zu irgendeinem Fehler verleiten wollten, dass man nämlich durchdreht und aggressiv wird und dann endlich die Handhabe hat, einen   ewig festzusetzen und noch ganz andere Drogen einzusetzen, und man letztendlich mit dem doch so verständlichen wie bedauernswertem Gedächtnisverlust dastehen würde: der *dementia schizophrenia*, wie man diese Erscheinung nennt.

Vielleicht werden Sie, liebe LeserInnen, sich wundern, dass meine dramatischen Vorstellungen vom Vortage mit der geplanten Massenvernichtung an der Berliner Bevölkerung und der Umfunktionierung der Eisenhüttenstädter Hoch- zu Krematoriumsöfen in meiner Vorstellungswelt nunmehr gar keine Rolle mehr spielten, aber das war nur zeitweilig überschattet von einer Story der Arrestierung eines Durchblickers in einer Agentenzentrale, in der man alle meine Gedanken würde hervorlocken können und genauestens einschätzen, welche Gefahr ich wirklich darstellte. Ich dagegen hatte keine Ahnung, ob dieser großangelegte Plan von Leuten ausging, die einfach an den beachtlichen Automobilpark der Deutschen herankommen wollten oder ob es politische Motive waren, die eine inländische Organisation bewogen hatte, die immer etwas renitenten, wie ich meinte, sogar vorrevolutionären Kräfte Berlins auszuschalten. Jetzt ging es erst einmal um mich persönlich und man musste diese Probe so gut wie möglich bestehen, um nicht unter die Räder zu kommen.

Nach dem Frühstück geht es auf den Raucherblechbalkon. Da ist nicht nur wieder Uwe, der zwischendurch telefoniert hat, sondern auch eine ziemliche Quasselstrippe Klaus-Dieter, wie ich so langsam mitbekomme, ein Künstler, der scheinbar dazu da ist, dass die Geheimdienstnummer nicht ganz so auffällig ist. Auch ein Flugtechnikingenieur gehört zu den noch vertrauenswürdigen Personen, denn er verfügt über ein ausgesprochen umfangreiches Wissen, ist mit Uwe auf einem Zimmer, aber verbringt, wie ich später bemerke, seine unbehelligte Zeit mit dem Studium einer alten Bibel, auch wenn er nie ein Wort über religiöse Dinge verliert. Sabine ist eine Literaturexpertin und bringt es fertig, mitten in der angeregten Unterhaltung ein Buch nach dem anderen zu lesen. Ich schiele ein bisschen nach dem Covertext und sehe, dass es ein Thriller ist, der irgendwie mit Gedächtnisverlust zu tun hat, also dem Thema eins hier. Vornehmlich mit Uwe trete ich in einen Wettstreit, der die Form eines Millionenquiz' annimmt, zwei Tage andauert, zwischen BND (er) und Stasi (ich) geführt wird, wobei ich die zusätzliche Aufgabe habe, mir die meisten Fragen auszudenken und die Antworten manchmal nicht gewertet werden. Zum Beispiel die, wie man unter sowjetischen Studenten das Abhören durch den KGB vermieden hat. Die ebenso einfache wie wirksame Methode bestand nämlich im Laufenlassen eines Wasserhahns. Da gab es dann keinen Punkt drauf, weil es zu primitiv erschien, und doch ist dem so. Uwe war natürlich ein Wessi, hatte neben dem Tauchen angeblich ein Landschaftsbauunternehmen, war mit einer katholischen Frau verheiratet und hatte eine Tochter, die ihm absolut ergeben sein sollte. Ich bot ihm auch mal eine von meinen russischen Zigaretten an. Er hatte unendliche Vorräte an Lord. Da war er mit seinem BND schon so im Rückstand, dass er sich nicht mehr traute, eine von mir zu nehmen, weil doch auch Zigaretten unüberschaubare Drogen enthalten können, und er wusste das natürlich.

Erst als er noch mal telefoniert hatte, nahm er dann eine an, weil ihm wohl gesagt worden war, dass das ungefährlich sei. Ich achtete darauf, dass ich meine Kippen nie in den gleichen Aschenbecher warf wie er. Lieber steckte ich sie, wenn ich gerade ungünstig saß, in die Rohrpfeiler des Geländers, die ja Abdampföffnungen hatten, aus denen er dann mal eine Millionenfrage machte, wozu die denn da seien. Erst ließ er als Lösung nur gelten, dass diese zum Verzinken gebraucht wurden, gab aber später den Punkt zurück und meinte, sie seien doch tote Briefkästen, quasi zur Benachrichtigung von Helfern vermittels der Kippen.

Eine weitere absolut vertrauenswürdige Person war Thomas, der immer draußen unterwegs war und mit dem ich später auch ein paar Streifzüge durch die Natur machte. Einmal hatte er einen riesigen Cognacschwenker gefunden und ihn im Eingang eines Fuchsbaus deponiert, wo ihn der Fuchs aber wieder herausgeschoben hatte. Er brachte auch ab und zu was zu essen mit, das man dann mit gutem Gewissen zu sich nehmen konnte, und möglichst viel, um die Wirkung der verabreichten Drogen möglichst wieder aufzuheben. Eine Millionenfrage war auch, warum die russischen Funkgeräte einem elektromagnetischen Impuls (EMI) bei einer Atomexplosion widerstehen können. Jetzt können Sie selber mal raten, liebe LeserInnen, ob Sie diesen Punkt für sich hätten reklamieren können.

Thomas hatte in der Kaufhalle eines Tages auf dem Packtisch ein Duo von Halogenleuchten gefunden, die so verpackt waren, dass man die großen Birnen gut erkennen konnte und die irgendwie an Radioröhren erinnern. Sie würden zu meinem Auto passen (so dachte ich, aber auch das war ein Irrtum, wie sich später in der Werkstatt herausstellte), das mein Vater inzwischen von dem Parkplatz abgeholt hatte, es also nicht gestohlen war, wie die Polizei richtig vermutet hatte. Die Leuchten hatten einen Wert von fast 30 Euro und ich kaufte sie ihm für fünf ab (später verschenkte ich sie). Auch daraus wurde dann eine Millionenfrage, was das durchsichtige Gebilde wohl sei. Natürlich kam Uwe nicht darauf, dass es ein Funkgerät ist, mit dessen Hilfe ich mich mit Moskau verständigen konnte. Insgesamt wurde dem BND aber etwas unwohl zumute, dass ich offenbar sowohl über einen toten Briefkasten verfügte, vielleicht doch über berauschende Zigaretten und mittels eines Röhrenfunkgeräts in Verbindung mit dem immer noch mächtigen Moskau stand.

Dass der israelische Geheimdienst der beste der Welt war, stand für uns beide außer Frage, aber welches der zweitbeste sei, war wieder eine Millionenfrage wert. Wollten Sie diese verdienen, müssten Sie jetzt mit Stasi geantwortet haben, denn die war besser als der KGB oder auch der CIA. Nachdem Uwe schon heftig im Rückstand war, reklamierte er, dass man diese Fragen im echten Spiel doch nicht ohne Hilfestellung beantworten müsse, sondern es immer eine Auswahl von Möglichkeiten geben muss. Also versuchten wir eine solche Variante mit der Frage, womit der *Romeoeffekt* in Verbindung zu bringen sei. Ich gab vor:

A   Shakespeare

B   Günter de Bruyn

C   Stasi

Da kam es wie aus der Pistole geschossen: Stasi, obwohl ich doch noch:

D   Telefonjoker

vorgeben wollte. Er kannte sich also aus. Das war für mich eine besonders wichtige Frage, weil ich doch vermutet habe, dass Dein Daumenreiben eine solche Ursache haben könnte. Diese erfolgreiche Stasimethode konnte doch unmöglich in Vergessenheit geraten sein. Heute kann man überall nachlesen, dass es den Romeoeffekt gar nicht gibt, wie man ja auch am Wahrheitskaffee zweifeln kann. Das deutet aber eher darauf hin, dass man es vernebeln will, weil es doch in der Geheimdienstarbeit ein so wirksames Mittel ist. Man wollte mir die wichtigste, die einzige Stütze im Leben nehmen und die bist Du. Ich, der als unbescholtener Privatmann freilich mal seinen Beitrag zur Friedenserhaltung im kalten Krieg geleistet hat, hatte jetzt eigentlich nichts weiter als eine göttliche Mission, die ganz im Privaten abzumachen war, ohne jegliche Politik. Hier in diesen Geheimdienstzirkus geworfen, musste ich so tun, als wäre ich ein waschechter Agent. Damit sie mich nicht über die Klinge springen lassen, musste ich immer interessant erscheinen, um sie in der Annahme zu halten, dass sie noch sonstwas aus mir herauskriegen können und mich nicht wegschmeißen wie eine ausgequetschte Zahnpastatube.

Das mit dem Romeoeffekt hat mich dann noch sehr beschäftigt. Da Uwe so gut damit Bescheid wusste und ich ihn für einen BND-Mann hielt und er mir immer vorschwärmte wie ergeben ihm seine Tochter war, wunderte mich eine Beobachtung gar nicht, die ich ein paar Tage später machte, als nämlich seine ganze Familie zu Besuch war, einschließlich des Schwiegersohns, der mir auf Anhieb sympathisch war. Als sich mein Aufenthalt hinzog, habe ich immer wieder mit dem Gedanken eines Hungerstreiks gespielt. Auch um möglichst wenig von den vermeintlichen Chemikalien, die in allem sein konnten, zu sich zu nehmen. Als ich gerade mal wieder eine Mahlzeit auslassen wollte, hatte ich natürlich dennoch Hunger und da alle zum Essen waren und nur Uwes Besucher, außer seiner katholischen Frau, die gerade verschwunden war, auf dem Balkon saßen, bat ich den Schwiegersohn, der zwei Cheeseburger auf dem Schoß hatte, um einen. Vielleicht würde er mich für einen echt Bedürftigen halten und mir die Bitte nicht abschlagen. Und tatsächlich gab er mir in seiner Freundlichkeit einen ab und ich genoss die bedenkenlos zu verspeisende Nahrung. Die eigentliche Beobachtung war aber, dass die Tochter von Uwe, die sich in dessen Anwesenheit wirklich rührend um ihren Vater bemüht hatte, auch immer die Hände auf dem Schoß verschränkt hielt und das gleiche nervöse Daumenreiben hatte, wie ich es bei Dir in letzter Zeit immer wieder sah und es vor den Gedanken, die ich über dessen Ursache anstellte, kein Entrinnen gab. Vielleicht verfügte Uwe selbst über diese Duftstoffe, die bei seiner Tochter diese absolute begeisterte Zuwendung hervorriefen, also über die Romeosubstanz. Das schien mir einleuchtend.

Später fiel mir ein Boulevardblattartikel über die Liebe von Barack Obama, dem derzeitigen amerikanischen Präsidenten, in die Hände, anno 1983 zu der Weißen Genevieve Cook, also zu einer Zeit, als der Romeoeffekt schon bekannt war und unsere Stasi in der Blüte des Klassenkampfes stand, damals auch schon Königsmacher war. Was nimmt es da wunder, dass Cook sein Schlafzimmer als einen Mix von Gerüchen beschreibt, der seine Präsenz und Lebendigkeit verriet (nicht vielleicht auch künstlich erzeugt worden war?). Sie sagte, dass die sexuelle Wärme definitiv dagewesen wäre und alles sehr "unausweichlich" erschien. Ich gab Dir diesen Artikel, leider wieder nur sehr indirekten "Beweis" für das Vorhandensein einer Romeosubstanz, mit. Du lasest ihn wohl auch flüchtig, aber hieltst es des Aufhebens nicht für wert und warfst ihn in den Müll.

In Literatur war Uwe nicht so beschlagen und die diesbezüglichen Fragen musste Sabine, die Expertin, beantworten. Mir wurden freilich auch auf diesem Gebiet alle Kenntnisse aus mir selbst heraus abverlangt und die sind ja nun nicht so lückenlos, zumal sie wie Uwe aus dem Westen war und man da natürlich amerikanischer orientiert ist. Insgesamt muss ich aber eine gute Figur abgegeben haben, auch wenn ich nicht verhindern konnte, dass sie mir am Abend die ominösen drei halben Tabletten eingeholfen hatten, von denen ich nicht einschätzen konnte, welche Wirkung sie über ein paar Stunden haben würden. Ich setzte meine eigenen Mittel ein, um zu verhindern, dass ich durchdrehe – dann käme ja Injektion, Richter und der ganze Firlefanz bis hin zum Verschwindenlassen. Für meinen Vater war ich schon am Tage meiner Einlieferung nicht mehr auffindbar gewesen.

Ich begab mich also einigermaßen zufrieden mit mir und meinem göttlichen Schutz zur Ruhe. Da tauchte ein kleiner Arzt auf, der mich in ein Gespräch verwickelte, feststellte, dass ich vielleicht nur ein interessanter Mensch sei und mir anbot, mich auf der Stelle zu entlassen. Da wäre ich dann nach der Einnahme von deren Tabletten freilich draußen durchgedreht und man hätte wieder eine der "suizidvermeidenden" Verfolgungsjagden veranstalten können, wo man dann völlig entrechtet in diesen Moloch zurückexpediert wird. Also lehnte ich ab und sagte, dass ich gedenke mich an die Absprache der dreitägigen sogenannten Beobachtung zu halten. Ich bat aber darum, dass ich endlich etwas Papier zum Schreiben bekäme, dass ich mich schriftlich artikulieren kann, worauf mir der nette Arzt dann drei A4-Blätter zugestand, die auch bald vollgeschrieben waren. Der Arzt hieß Dr. Scherrer und ich sollte mit ihm später noch zu tun haben, ihn allerdings nie wieder so locker erleben wie an diesem Abend. Immerhin hätte es gut auch sein können, dass er aus freien Stücken zu meiner Rettung erschienen war, denn ob es nun an meinen eigenen Maßnahmen lag oder das mit den Tabletten einfach eine Wahnvorstellung war, die verabreichten drei halben Tabletten hatten keine nachteilige Wirkung, außer dass ich unwahrscheinlichen Durst bekam und ich Wasser aus dem verhassten Automaten trinken musste, von dem aber das stille Verständigungssystem gesagt hatte, dass man von den beiden Wahlmöglichkeiten immer Sprudel aussuchen musste und es in eine unbedenkliche Flasche abfüllen, die sich irgendwo fand. Denn so aufgeräumt war diese klinische Atmosphäre wieder doch nicht, als dass so ein Fund nicht mehr möglich gewesen wäre.

Du hattest, wie mir eigentlich klar war, ich freilich aber keinen Gedanken weiter daran verwenden konnte, diesen sonnigen und heißen Sonnabend, von dem man freilich in unseren Räumen und dem Raucherkäfig, wo wir unser "Wer wird Millionär" Spiel spielten, nichts gemerkt hatte, mit den Kindern bei einer Frau Totenhaupt im Mittelalterdorf verbracht, warst sicher geschlaucht, aber trotzdem rief ich Dich dann am Sonntagmorgen kurz nach fünf Uhr morgens an und fragte, ob Du den Zilp Zalp hörst, der nach der Müllroser Vogeluhr um diese Zeit sein Liedlein schmettern müsste. Von Thomas erfuhr ich dann, dass sich diese Vögel immer zu zweit unterhalten und es schien auch so, als ich Dich vor dem Hintergrund des Vogelkonzerts in Miersdorf, wo Du mit den Kindern Zelten warst, sprach. Das hatte bei Dir wirklich der Zilp Zalp sein können, der da mit einem weiteren Vogel abwechselnd rief. Natürlich tauchte auch zu dieser frühen Stunde bald darauf mein BND-Mann Uwe auf und ich machte aus dem Zilp Zalp eine weitere Millionenfrage, die er aber ablehnte, weil er so wenig Ornithologe sei wie Literaturexperte.

Am Sonnabend hatte ich auf einen Hinweis hin auch die Stationsordnung gelesen und dieser entnommen, dass man gegen einen Obolus auch Sachen waschen konnte. Ich gab also ein Hemd und meine Jeans in die Wäsche und als ich mich nach ein paar Stunden danach erkundigte, sagte man mir, sie seien noch nicht ganz trocken gewesen und man habe sie aufgehängt. Nun war es schon der nächste Tag und sie hätten ja nun trocken sein müssen. Als sie nachsahen, waren die Sachen aber gar nicht aufgehängt, sondern steckten noch im Trockner, dessen Kondensgefäß übervoll war und die Sachen noch total nass. Ich nahm sie trotzdem an mich und es war mir eine angezeigte Vorsichtsmaßnahme, dass ich sie noch mal in meiner Dusche gründlich abgespült habe. Zwar ist auch das Leitungswasser nicht vertrauenswürdig, aber wenn man seine Sachen in eine unbekannte Substanz hatte einweichen lassen, würde es im Vergleich dazu doch noch seine Dienste tun. Ich drapierte die Sachen tropfnass so in die Dusche, dass sie aussahen, wie angezogen und zog den Duschvorhang zu. Wenn man ihn lüpfte, würde es aussehen, wie ein Erhängter, denn mir war bekannt, dass ein Patient diese Art des Freitods in dieser Klinik schon gewählt hatte. Es sah natürlich nicht ganz echt aus, aber man bekam schon einen kleinen Schreck, wenn man hineinsah. Ich überlegte, ob ich dieses Stillleben meinem Vater zeigen sollte, wenn er nachher kommen würde.

Dass das Leitungswasser keine Alternative zum Automaten war, konnte man aus der untrüglichen Tatsache schließen, dass der Wasserhahn nicht geputzt war, wo doch alles andere klinisch blitzte. Ich untersuchte den Hahn genauer und nahm meinen Taschenspiegel zu Hilfe, um die Rückseite zu betrachten, in die eine winzige Schrift gelasert war. Mit Hilfe meines Swarovskisteins, den Du mir als Andenken eingepackt hattest und den der Kasper immer in der Hand hielt, entzifferte ich einen Teil der Inschrift und diese schien "hotmail" zu lauten. Ansonsten gab es noch eine Nummer, die sicher irgendein Code war. Ich hatte ja ein Smartphone, und immer auf der Suche nach rettenden Strohhalmen, hatte ich mich bei hotmail live unter viel Mühen eingeloggt und die wollten ja genau meinen Standort wissen. Da ich Bill Gates für einen Verbündeten halte und nicht Apple oder so, machte mir das ein bisschen Hoffnung und ich habe alles wahrheitsgemäß eingegeben und nebenbei offenbar auch das Passwort meiner Email geändert, wovon ich ja nicht viel halte, weil das nur eine Pseudobarriere ist, die mehr der eigenen Beruhigung dient, als dass es irgendein Hindernis darstellen würde für fremden Zugriff. Emails freilich waren nun nicht zu erwarten, da Du zelten warst, Corinna ja heldenhaft schwieg und alle anderen mich schon abgeschrieben hatten. Du erinnerst Dich vielleicht, dass ich der Anne Wolf im Brautausstatter gesagt hatte, dass sie den falschen Computer hat, denn sie benutzt einen Apple, wie fast alle Intellektuellen, und ich habe von ihr bis heute das Angebot für das schwarze Brautkleid nicht bekommen. Später überprüfte ich mit Dir als Normale gemeinsam die Gravur auf der Rückseite des Wasserhahns und Du konntest weder "hotmail" noch den Code erkennen, was doch darauf hindeutet, dass ich verrückt war.

Dann kam mein Vater mit seiner Lebensgefährtin und ich hatte viel zu erzählen. Um die Hochofengeschichte ein bisschen volkstümlich anzudeuten, von der ich dort ja noch nichts hatte verlauten lassen, nahm ich den Kasper zu Hilfe und die beiden fanden das einerseits ein bisschen lustig, wie es immer bei Puppen ist, andererseits musste das Thema schon ein bisschen gruseln machen. Auch die Geschichte mit den Geheimdiensten nahmen sie zur Kenntnis und ich lud meinen Vater ein, sich selbst mal davon zu überzeugen und mit zum Raucherkäfig zu kommen. Seine Lebensgefährtin hat dann in der Zeit, in der wir weg waren, alle Ängste erlebt, die man so haben kann, wenn man den Eindruck hat, gleich geht die Tür auf und eine zwielichtige Gestalt tritt ein, von der man sonst was befürchten kann. Meinen Vater mussten die Geheimdienstler ja nun als leider auf freiem Fuß befindliche graue Eminenz betrachten und so motzten sie ihn erst mal an, ob er denn auch ein Doktor sei, weil er den Blick nach einer eventuell freien Sitzgelegenheit schweifen ließ. Dabei war er doch immerhin gerade 85 geworden.

Sie machten dann aber doch einen Drahtsessel frei und mein Vater informierte sich über den Stand des Millionenspiels, der fünfeinhalb zu fünfeinhalb lautete, was sich wohl nur aus meiner aussichtslosen Lage als Topstasiagent in einem nunmehr besetzten Umfeld erklärte, der den weniger begabten, aber eben am Drücker Sitzenden nicht mehr als ebenbürtig sein konnte. Trotzdem hätte Uwe lieber einen besseren Stand vorzuweisen gehabt und machte einen unwirschen Eindruck. Sabine, die Literaturexpertin, musste eine empfindliche Bildungslücke preisgeben, als ihr der Name Coelho nichts sagte. Dann konnten wir getrost in mein Zimmer zurückkehren.

Auf dem Bett hatte ich noch ein Dornenstillleben errichtet, das ich am Morgen anlässlich des mir gewährten 30-minütigen Ausgangs gesammelt hatte. Diesen Freigang hatte ich dem Besuch Dr. Scherrers am Vortage zu verdanken und habe zweimal täglich davon Gebrauch gemacht. Natürlich ist das immer mit dem Hintergedanken verbunden, man würde die Flucht ergreifen und ich war nie ganz frei von diesem Gedanken, aber ich wollte ihnen nicht das Verfolgungsjagderlebnis verschaffen, auf das sie immer ein bisschen aus sind. Mit diesem Stillleben hatte es nun die Bewandtnis, dass ich die Dornenzweige mitgeben wollte, damit sie sie auf das Grab meiner Mutter legen, was sie auch versprachen zu tun, denn diese hatte am Montag ihren siebten Todestag und Du hattest versprochen, dass Du aus diesem Anlass ihr Grab besuchen würdest. Du warst ja ohnehin in Miersdorf, wo sie begraben ist. Du solltest die Zweige dort finden und schlussfolgern, dass die Dornen dort nicht hingehörten, sie an Dich nehmen und mir eine Dornenkrone daraus, etwa mit der Heißklebepistole, basteln. Diese wollte ich dann in meinem Sarge tragen, denn die Leiden würden groß gewesen sein, die ich bis dahin zu durchleben hatte. Die beiden lehnten auch diese kleine Zumutung nicht ab. Aber es sollte sich am folgenden Tage nur ein einziger der Zweige, nicht auf dem Grab, sondern hinter dem Grabstein finden und Du würdest diesen zwar tatsächlich finden, es aber ablehnen, daraus das Gewünschte für mich zu basteln.

Das Dornending übte einige Faszination auf mich aus und ich nutzte den zweiten Freigang, um mir einige besonders große in die Ohrläppchen zu stecken. Leider brechen sie dabei leicht ab und man hat dann die Rückstände im Ohr, und Thomas hatte sich nur einmal an so einem Dorn gestochen am Arm und hatte dann eine ernstzunehmende Wunde, aber mir hatten die Dornen nichts an. Als ich mit solch einem Pearcing im Raucherkäfig auftauchte, hat es Uwe gleich festgestellt, nachdem er wieder einmal telefoniert hatte, und zog mich damit auf. Die anderen bemerkten es aber nicht, da sie doch keine telefonische Unterstützung hatten, und ich hielt es eigentlich für eine zurückhaltende Methode auf mein Leiden aufmerksam zu machen. Dann machte ich noch das Experiment, indem ich mit einem kleineren Dorn im Finger zur Schwester ging und ihn mir ziehen ließ, sie aber nichts von meinem großen Dorn im Ohr bemerkte. Trotzdem hielt ich es dann für günstiger, damit nicht so vordergründig aufzutreten, sondern kleinere Dornen an den Innenseiten des Ohrläppchens anzubringen, so dass von außen nur die winzige durchstechende Spitze zu sehen ist und also gar nicht bemerkt werden kann. Ich traf Sabine allein und zeigte ihr das Innere meines rechten Ohrläppchens und da fragte sie mich im Vertrauen und allen Ernstes: "Bist Du Jesus?" Das war mein größter Erfolg in Sachen Dornen und Erscheinungen in der Osterfreudenzeit. Als Du am nächsten Tag meine Ohren nach den Resten abfühltest, verbotst Du mir derlei Selbstverstümmelung der Dir lieben Ohrläppchen. Ich steckte mir später dann noch mal einen Dorn ins Knie, ließ ihn durch einen Pfleger, schon auf der anderen Station, herausziehen, und als ich mich bei ihm bedankte, sagte er, es wäre kein Kunststück gewesen, denn er hätte ja nur in der Hose gesteckt (was aber nicht stimmte).

Es ist schon ein kleines Wunder, dass Du den einen Dornenzweig überhaupt gefunden hattest, wenn dann auch nichts aus der Bastelei wurde, weil mein Dornending Dir nicht so gefiel. Kein normaler Mensch würde sich solche Dinge ausdenken, aber es ist Ihnen ja Jesus auch noch nicht begegnet, würde ich vermuten. In einer Nervenklinik hatte es mir die ernsthafte Frage eingebracht: "Bist Du Jesus?". Wollte man nämlich Jesus wirklich mal begegnen, so war das nur in einer Nervenklinik möglich, für die ich dieses Agentennest so nach und nach wieder hielt, weil das Interesse an meiner Person nach Beendigung des Millionenspiels auch ein bisschen nachgelassen hatte und ich nicht über die Klinge gesprungen war.

Jeden Abend war eine Stationsversammlung, in der alle ihre Befindlichkeit der Reihe nach angeben sollten. Ich hatte mir von Dir den folgenden Text durchgeben lassen, der von Dietrich Bonhoeffer stammt und das Lied hatte zu Beginn meiner Wanderung schon einmal eine Rolle gespielt, wie Ihnen als aufmerksame LeserIn sicher noch erinnerlich ist:

> Von guten Mächten wunderbar geborgen
> erwarten wir getrost, was kommen mag
> Gott ist mit uns am Abend und am Morgen
> und ganz gewiss an jedem neuen Tag

Ich begann also dieses Lied als Ausdruck meiner Befindlichkeit zu singen und sofort verließen drei oder vier Patienten türenknallend den

Raum. Der Pfleger versuchte mich am Weitersingen zu hindern, woraufhin ich dann zu einem Rezitativ überging. Ich habe dort nur noch einmal an so einer Runde teilgenommen, wo an mich das ausdrückliche Verbot erging, etwas zu singen oder Gereimtes vorzutragen, woraufhin ich dann diesen Burschen ihre Meckerrunde selbst überließ. Ich wollte mich nicht aufdrängen, denn eine hatte mich erkannt, wenn sie mich später auch rügte, dass ich den falschen Text gehabt hätte. Sabine war der Meinung, er laute:

> Von guten Mächten warm und still umgeben
> behütet und getröstet wunderbar
> so will ich diese Tage mit euch leben
> und mit euch gehen in ein neues Jahr

Diese Version erschienen mir eher aus der Perspektive Gottes gesprochen und ich wunderte mich, dass von dem Text zwei Versionen existieren sollten, dessen Autor doch vor nicht allzuferner Zeit lebte, es in seiner Haft verfasst hatte und 1945 in Flossenbürg hingerichtet worden war. In der "University S.", wie ich diesen Teil der Klinik inzwischen getauft hatte, war das alles nicht unbekannt. Aber welches der richtige Text ist, konnte mit den dortigen Mitteln, wo es nicht mal ein Gesangsbuch gab, nicht geklärt werden. Und auch das hast Du dann für mich gelöst, indem Du später herausgefunden hast, dass die zweite Version die erste Strophe ist und die erste Version der Refrain.

Dass es sich doch um keine University handelte, zumindest was das Personal anbelangt, erfuhr ich am nächsten Tag, an dem ich eigentlich hatte entlassen werden sollen. Eines der drei mir zugestandenen Blätter hatte ich auf einen Brief an den arabisch anmutenden Arzt verwendet, der mich angeblich beobachten wollte, den ich aber die ganze Zeit nicht gesehen hatte. Später sollte behauptet werden, dass diese Beobachtung durch das Personal erfolgt sei, was ebenso zu bezweifeln ist, wenn sie nicht einmal einen dicken Dorn in meinem Ohr bemerken, während sie mir einen aus dem Finger ziehen. Am ehesten kam noch in Frage, dass mich die anderen Patienten beobachtet hatten, von denen ich ja meine Meinung besaß. Das zweite Blatt war Bonhoeffer gewidmet und ist leider verlorengegangen und das dritte hob ich für den Montag auf.

Soll ich Ihnen das Knäuel der Verwicklungen noch einmal aufdröseln, das uns bis hierher geführt hat? Da war zunächst die Eifersucht eines psychisch Verletzbaren, der sich wohl etwas einfallen lassen musste. In seinem Unterbewusstsein suchte er einen Ausweg. Dieser schien ihm in einer Wanderung oder der Flucht in die Literatur möglich. Das Wichtigste war vielleicht der klärende Einfluss von Corinna, die auf dem zweiten Wege gefunden ward und die mit vielem einfach nichts anfangen konnte, was den Verletzbaren schon mehrfach in psychotische Zustände geführt hatte. Auf der Wanderung wird das Göttliche nahezu gefunden, aber die Probleme bleiben dieselben. Es ganz zu finden, dazu bedarf es vielleicht einer zweiten, jetzt kirchlichen Trauung, wo doch noch Jugend genug da ist, dass es noch keine Farce ist und der zehnte Hochzeitstag vielleicht auch ein würdiger Anlass. Was sich die schönste und klügste Braut, die man sich denken kann, aber nicht denken konnte, dass der Bräutigam zwei Tage vorher versterben würde mit der letzten Bitte, dass die Zermonie dennoch stattfinde. Es würde zu hoffen stehen, dass sich die Braut dazu wirklich entschließen könne. Eigentlich sei es ja im Abendlande nicht üblich, sich einer Leiche zu vermählen, andererseits sei aber mindestens ein Beispiel bekannt, wo ein Mensch aus dem sicher geglaubten Zustand des Todes durch Einwirkung der reinen Liebe wieder auferstand und dieser Vorgang wäre so unerhört, dass man sich eines bescheidenen Medieninteresses gewiss sein könnte, vor allem würde es aber das Paar in alle Ewigkeiten zusammenschweißen, zumal dem Bräutigam auch noch die Tat zu verdanken sein wird, dass die großangelegte Vernichtungsidee der Berliner Bevölkerung vereitelt wurde, wovon allerdings niemand etwas erfahren wird, weil die dazu getroffenen Vorbereitungen nicht anders als als Hirngespinste erscheinen, woran den potenziell Verantwortlichen so gelegen ist, dass sie den verletzbaren Bräutigam einsperren und vermutlich versuchen, ihn in den Wahnsinn zu treiben, wovon wir in diesem Kapitel gerade Zeuge werden, uns aber sicher sind, dass es nicht gelingen wird. Siegt nicht in jedem Märchen, das diesen Namen verdient, das Gute?

Sabine beschäftigte sich auch mit Sudokus. Sie wurde, kurz nachdem sie mich am Sonntag als vermeintlichen Jesus identifiziert hatte, auf ein anderes Zimmer verlegt. Wie in allem, sah ich auch darin eine Bedeutung, dass nämlich sie, die doch eigentlich zu der Geheimdienstcrew gehörte, schwach geworden war und einen übergeordneten Aspekt erkannt hatte, der ihr noch wichtiger war, nämlich die Religion. Ihr Bett wurde eine Weile auf den

Flur gestellt und da sah ich, immer noch ganz allwissend, am Kopfende ihrer Lagerstatt das aufgeschlagene Sudoku-Heftchen mit einem angefangenen dieser Rätsel. Ich sah es mir einen Moment an und trug dann mit meinem Füller, den ich meistens bei mir hatte, dass er nicht wegkommen sollte, eine Vier ein. Das war allerdings nur so eine spontane Vermutung und sie sagte mir später, dass sie nicht gestimmt habe, wodurch es nun mit meinem Jesusdasein einigermaßen vorbei war, denn der ist ja sicher nicht nur der Er-, sondern auch der perfekte Sudokulöser. Überhaupt war sie danach ziemlich abweisend, verzieh sich wohl selbst nicht den Moment der Schwäche, wo sie sich hatte hinreißen lassen, mir gegenüber diese phantastische Vermutung auszusprechen. Ich interpretierte das so, dass es sich bei der Frage, ob ich Jesus sei, nur um einen vorübergehenden Irrtum gehandelt hatte, den sie mittlerweile bereute.

Am Montag, der doch eigentlich der letzte Tag der sog. Beobachtung sein sollte und ich noch nicht ein Arztgespräch gehabt hatte, kaufte ich mir selbst ein Sudoku-Heft, weil es doch kaum einen untrüglicheren Beweis der geistigen Leistungsfähigkeit und Klarheit gibt als diese Art von Rätseln. Nachdem ich das erste heraushatte, was mich zwar Mühe kostete, denn meine Übung in diesen Dingen lag auch schon wieder Jahre zurück, versuchte ich das auf der Titelseite, wo schon einige zusätzliche Lösungszahlen wie von Hand geschrieben rot eingedruckt waren. Eine von diesen drei roten Zahlen hielt ich zunächst für falsch und wollte schon zu dem Kiosk zurück und mich beschweren, dass da was nicht stimmte, denn i c h konnte mich ja nicht irren. Dann habe ich aber doch einen eigenen Fehler bemerkt und alles ging zum Schluss auf. Als ich wieder auf dem Zimmer war (ich hatte ja keinerlei Therapien und konnte mich vollkommen selbst beschäftigen), löste ich das Schwierigste, ließ aber drei Zahlen frei, die ich den Arzt eintragen lassen wollte, was ja immer sehr einfach ist, zumal ich die betreffenden Zahlen klein an den Rand der Kästchen geschrieben hatte. Aber zu dieser kleinen Probe, wer denn nun in seiner geistigen Leistungsfähigkeit eingeschränkt sei, sollte es nicht mehr kommen, denn nach einem ersten Gespräch mit dem Oberarzt nach den avisierten drei Tagen Beobachtungszeit, gab es dann für die restliche Zeit auf dieser Station kein weiteres mehr.

Auf meinem morgendlichen Spaziergang, war ich, schon zurückeilend, vor zwei auf dem Wege liegende Fliederblattzweige geraten und hatte sie mitgenommen. Ich hatte inzwischen bemerkt, dass sich meine eigenen Tabletten in einer unbedeutenden Eigenschaft unterschieden. Manche hatten die Bruchkerbe der Folie zugewandt, die also nicht zu sehen war, andere hatten die Bruchkerbe am durchsichtigen Teil der Packung. Es konnte ja sein, dass sie sich von der Herstellung unterschieden und nur eine Sorte gut war. Also steckte ich die Blätter in ein Trinkglas, das ich aufgetrieben hatte, löste eine Tablette mit 3 mg darin und stellte den Versuchsaufbau aufs Fensterbrett.

Auf das dritte Blatt schrieb ich ein Versuchsprotokoll, das natürlich dann auch im Aktennirwana verschwunden ist und etwa so lautete:

Versuch: 3 mg Dopaminblocker mit unsichtbarer Bruchkerbe in 150 ml Leitungswasser gelöst und ein paar Fliederblattzweige hineingestellt. Versuchsbeginn 8:50 Uhr. Expositionsdauer: 3 Stunden. Die Blätter bleiben frisch und grün.

Der Pfleger gab Bescheid, dass der Oberarzt mich sprechen wolle und ich sagte meiner Gewohnheit entsprechend, dass ich ihm im Speiseraum zur Verfügung stünde. Ich nahm meinen Versuchsaufbau mit sowie das Protokoll und setzte mich also an einen Tisch im Speiseraum. Da hörte ich von draußen eine Stimme: "Herr Rempel, wollen Sie mit mir sprechen?" Ich antwortete frischfröhlich, er solle doch hereinkommen, ich würde mich gern mit ihm unterhalten, aber er zeigte sich nicht, sondern wiederholte unsichtbar: "Herr Rempel, wollen Sie mit mir sprechen?" Das ging noch eine Weile so, dann kam ein Pfleger kurz herein, der irgendwas an den Küchenutensilien zu tun hatte. Dem sagte ich, dass sie hier wohl gerade das Ding mit dem Stimmenhören machen (Stimmenhören – als untrügliches Anzeichen für Verrücktheit geltend). "Ich höre aber keine Stimmen, sondern weiß, dass der Oberarzt vor dem Speiseraum steht und seinen Scherz treibt." Als dieser sich darauf immer noch nicht zeigte, ging ich endlich hinaus und folgte ihm in das von ihm gewünschte Zimmer, nahm aber alle meine Utensilien mit.

Ich bat ihn zunächst, das Versuchsprotokoll zu lesen und zeigte ihm den Versuchsaufbau (Trinkglas mit Fliederzweigen in Versuchsflüssigkeit). Er gab keinen Kommentar dazu, sah aber ausgesprochen intellektuell über seine Brille aus seinem bunten Poloshirt zu mir herüber und sprach über dies und das. Natürlich antwortete ich auch dies und das und als sich das

Gespräch bewegte, sagte er mit einem Mal, ich käme vom Hundertsten ins Tausendste, dabei war mein Eindruck eher, dass er sich gar nicht konzentrieren konnte und insbesondere nicht die Frage beantworten, was denn nun die Beobachtung ergeben hätte. So nebenher trank ich immer mal einen Schluck aus meinem Versuchsaufbau, denn natürlich hatte er nichts zu trinken angeboten. Als Zeichen seiner Bedenklichkeit gegenüber meiner Person hatte er schon mehrfach kurz die Augen geschlossen, aber als ich ihn nun fragte, wie viel Milligramm Dopaminblocker ich während unseres Gesprächs in seiner Anwesenheit zu mir genommen hätte, flatterten seine Augenlieder in angestrengtem Nachdenken, was er denn dazu nun sagen soll. Ich verwies auf den vor ihm liegenden Zettel mit der Versuchsbeschreibung, den er doch unzweifelhaft gelesen hatte und fragte, wer von uns beiden sich denn nun nicht konzentrieren könne. Da beendete er das Gespräch, das ihm deutlich zu unheimlich war, ziemlich schnell und aus meiner Entlassung wurde wieder nichts.

Dem Hammuth, dem Stationsarzt, hatte ich ja schriftlich mitgeteilt, dass ich keinerlei Vertrauen zu ihm habe und nur noch schriftlich mit ihm verkehren wolle. Natürlich habe ich nie eine Zeile von ihm erhalten. Dass er aber der Schriftform mächtig war, ging aus dem Aufnahmeprotokoll hervor, auf das ich nur mal einen Blick erhaschen konnte und wo er den Wasserautomaten thematisiert hatte, was auch der Oberarzt in seinen fahrigen Fragen mit ansprach. Ich hatte schon mehrmals um ein Gespräch mit der Stationspsychologin gebeten, die ich auf dem Flur kurz darauf hatte ansprechen können, dass doch heute der Todestag meiner Mutter wäre und ich gern mal mit ihr darüber sprechen würde. Sie hatte auch Mitgefühl in den schönen Augen, aber beschied mir jedesmal, dass sie das nur mit Einwilligung des Stationsarztes dürfe und dieser in seiner groben Art versagte es. Als Du dann zu Besuch kamst, nahm er die Gelegenheit wahr und unterhielt sich mit Dir, ohne mich hinzuzuziehen, was ich ja auch unter diesen Umständen abgelehnt hätte. Er äußerte wohl, dass er ein Gespräch mit der Psychologin für nicht zweckdienlich erachtet hätte und sie erinnere vielleicht auch zu sehr an Dich, weil Du doch auch so eindrucksvolle Augen hast.

Tagebuchaufzeichnung:

Montag, den 30.4.2012 16:00 Uhr

Dr. Drechsler (Diagnose im Vorbeigehen):

quietschpsychotisch

Schidzomanie

Dr. Hammuth: verlässt die Klinik, meinen Brief hat er nicht beantwortet, mein Anerbieten eines schriftlichen Austauschs lehnt er als "unüblich" ab (seine Version: ich verweigere das Gespräch). Das Angebot für die täglichen Stuhlproben habe ich nicht erhalten, obwohl ich ja der Auftraggeber wäre (seine Version: das sei medizinisch nicht notwendig).

Dr. Drechsler: hielt auch nicht Wort, er will mich erst am Donnerstag auf die K1 verlegen, obwohl wir am Vormittag einen weiteren Verbleib von zwei Tagen vereinbart hatten (das wäre dann der zweite Mai, also Mittwoch gewesen). Die wahnerzeugende Medizin soll ich zwischen 18 und 19 Uhr einnehmen.

Unterschrift C.R. auf Posten Mefitis Alchimist

P.S.: Urinproben werden auch nicht mehr angefordert. Wie bedenklich ist doch das ganze Verfahren hier.

Vor der Tabletteneinnahme sprach ich im Schwesternzimmer noch kurz mit einem mir unbekannten Arzt, der auch Zweifel hatte, ob ich hier richtig sei und mich als lediglich "assoziativ aufgelockert" einstufte. Ihm hatte ich zu verdanken, dass ich von da ab meine eigenen Tabletten nehmen durfte, erfuhr aber lange seinen Namen nicht. Erst als ich ihn später einmal wiedertraf, konnte ich ihn identifizieren. Dieses spätere Zusammentreffen war aber nicht unkompliziert, weil er gerade mit einem Patienten beschäftigt war, der sich partout nicht festsetzen lassen wollte und er einigermaßen genervt war, ich sein Namensschild lange nicht erkennen konnte.

Ein Brief an den Oberarzt Dr. Drechsler

S., den 1.5.2012

Sehr geehrter Herr OA Dr. Drechsler,

Ihre gestern gestellte Diagnose hätte statt "quietschpsychotisch" wohl eher quietpsychotisch heißen müssen, was man dann wohl jedem anhängen kann, den man auf diese Art gefangen hält.

Desweiteren halte ich tägliche Stuhlproben, nicht wie Ihr Kollege Stationsarzt, bei der variablen Medikation, wie Sie sie zu verordnen pflegen, für unumgänglich. Schließlich bezahle ich dafür.

Die Schwester Waltraut hat mich heute mehr oder weniger genötigt, ein Milligramm von Ihrem Präparat zu nehmen, obwohl ich vorschlug, stattdessen lieber 1,5 Milligramm meines eigenen zu nehmen. Als ich letztlich darauf einging und mir sofort Kopfschmerz und ausbleibenden Stuhlgang einhandelte, war sie überglücklich, als hätte sie selbst etwas vom Präparat abbekommen.

Sie wischte auch sogleich Tisch und Fensterbrett bei mir mit einer besonderen Lösung ab, als wolle sie es einer Reinigungskraft gleichtun, obwohl sie doch Fachkraft ist.

Ein kleines technisches Problem ist, dass das einzige Bild meines Zimmers verkehrt herum hängt, was mich einigermaßen stört. Als ich diese kleine Nachlässigkeit korrigieren wollte, stellte ich fest, dass auch diese Sache eines Handwerkers bedarf, den Sie bitte freundlichst beauftragen möchten, weil alle Bilder hier unverrückbar an den Wänden befestigt sind.

Auf diesen Hammuth ist ja kein Verlass, unsere Absprache bestand in drei Tagen Beobachtung und dann Entlassung. Nach unserer gestrigen Absprache gab ich Ihnen noch weitere zwei Tage, und die sind morgen um.

Mit den besten Grüßen zum Kampf- und Feiertage, an dem Sie dennoch tätig sind, verbleibe ich Ihr

Unterschrift C.R.

Hammuth hatte Dir auch nicht in die Augen sehen können, als Du gestern da warst. Vielleicht war er in die Psychologin verschossen oder was. Er hatte dann auch die Stirn noch einmal in mein Zimmer zu kommen, als Du gekommen warst, und mich zu fragen, ob ich wohl einverstanden wäre, dass Du über meinen Zustand informiert wirst. Wir beide hielten das für eine Selbstverständlichkeit. Ich wollte ihm das aber nach all diesen Vertrauensbrüchen nur noch für den Fall zugestehen, wenn ich selbst nicht dazu in der Lage wäre, was ich doch immer noch nicht ausschließen konnte, dass es mal eintritt. Dann musstest Du auch schon wieder fort, denn Sissi, Deine Schwester, wartete schon einige Zeit und es ist ihr hoch anzurechnen, dass sie zweimal den Weg nach S. uns zuliebe gemacht hat.

Außer der anfänglichen einmaligen Blutprobe und täglicher Blutdruck- und Pulsmessungen wurden keinerlei medizinische Untersuchungen angestellt, daher entnahm ich täglich zwei Stuhlproben, dass man irgendwie ermitteln konnte, was einem alles an Chemikalien verabreicht wurde. Eine versuchte ich immer an den Mann zu bringen auf der Station, aber ohne Erfolg. Als ich der Schwester einmal eine noch warme Wurst in hygienischer Verpackung übergeben wollte, wich sie wie vor dem Leibhaftigen zurück. Hammuth freilich musste es sich gefallen lassen, dass ich ihm einmal eine (ebenfalls verpackt und beschriftet) vor die Dienstzimmertür stellte. Die andere Probe versenkte ich täglich im Vertrauen auf das Vorhandensein heimlicher Helfer im Müll und achtete darauf, dass sie auch herausgeschleust wurde. So hätte man theoretisch verfolgen können, was einem im Mefitis Alchimist, sei es über die Nahrung, sei es über das Wasser oder die Waschmittel, sei es über die Medikamente so alles verabreicht wurde. Aber man ist wohl auf Gedeih und Verderb auf sich selbst angewiesen, und als ich Dir eine meiner persönlichen Probennahmen mitgab zur Analyse, da wusstest Du auch nichts Besseres, als sie im nächstbesten Müll zu versenken, weil sie bestialisch stanken. Ich erlangte durch diese zielführenden Maßnahmen eine gewisse Berühmtheit, wenn auch nur im bescheidenen Maße der unzugänglichen Krankenakte.

Lassen Sie, liebe LeserInnen, also ihre Bedenken bezüglich des Datenschutzes beiseite, den es sowieso nicht gibt. Lesen Sie meine Krankenakte und Sie werden fabulierende Ärzte erleben, Sie werden meine

Dokumente finden, die mir fast alle abhanden kamen, falls nicht auch sie geschreddert sind, wie die Liste der diensthabenden Ärzte, auf dass man zwei Tage nach einem Gespräch mit einem unbekannten Arzt, der einen als nichts weiter als "assoziativ aufgelockert" eingestuft hatte, nicht mehr sagen kann, mit wem man die Ehre hatte. Also nur, falls sie nicht den Weg gegangen ist, die alle unliebsamen Papiere in einer sogenannten Klinik nehmen, um den Schein zu wahren.

Immerhin bescherte mir diese Klinik ein paar berückende Vorstellungen, die ich freilich auch ohne diesen Aufenthalt hätte haben können, der die Kasse täglich 220 Euro kostete, der zudem ungesetzlich war. Dafür könnte man die Patienten alle sehr komfortabel unterbringen in einem Fünfsternehotel oder so. Die eine Vorstellung bestand in einem Kunstwerk, das ich Klaus-Dieter, dem Künstler, nahegelegte, mit dem ich mich immer mehr angefreundet hatte, nämlich einen Hochofen, der in wechselnden Schichten mit Kinderköpfen und Kohle beschickt ist. Er fand das Motiv toll, obwohl ich ihn über die Hintergründe nicht ins Bild gesetzt hatte, und wollte sich noch was überlegen, dass es nicht ganz so KZ-mäßig rüberkommt. Die andere war, in einem Weidengeflechtsarg beerdigt zu werden, was einen doch auch bei geschlossenem Deckel vor dem Erstickungstod bewahren würde, aber sicher nur angezeigt ist, wenn man nicht gerade im Verwesen begriffen ist. Diese Idee hatte zwar schon ein anderer und hat sie umgesetzt, aber allein, dass sie mir wieder einfiel, war Gold wert. Hatte mich doch die Vorstellung beschäftigt, dass ich mit einem der üblichen Särge erst zu meinem Freund Thomas im Dorf hätte gehen müssen und mit ihm ein paar Luftlöcher einbringen. Er ist allerdings der Auffassung: tot ist mausetot, und da sei nichts mehr zu machen. Er hätte es drauf gehabt, mir als Scheintotem an die Stirn zu fassen und ganz einfach festzustellen, ob ich wirklich tot bin. Ihn hätte ich in meine Auferstehungsidee sowieso einweihen müssen.

2.5.2012

Lieber Dr. Drechsler,
heute sollte um 9:00 Uhr die Visite sein, aber Sie sind vielleicht noch mit der Lektüre meines gestrigen Briefes beschäftigt.
Eine Antwort habe ich natürlich vermisst, wo Sie doch gestern Dienst hatten und sicher vielen armen Menschen geholfen haben:

Hilf gnädig allen Kranken
gib selige Gedanken
den hochbetrübten Seelen
die sich in Schwermuth quälen
Dieses kleine Gedicht möchte ich Ihnen heute widmen. In Guben entdeckten meine
Frau und ich den Spruch

Gnädig ist des Feuers Macht
wenn sie der Mensch bezähmt, bewacht
Friedrich Schiller
Das wäre es nun, was ich Ihnen heute zu schreiben hätte und würde mich zunächst
über eine großzügigere Ausgangsregelung sehr freuen.
Ich darf Ihnen versichern, dass mir der Aufenthalt in der freien Natur bei meinem
Freiheitsentzug die größte Linderung verschafft.
Mit freundlichen Grüßen und in Bewunderung Ihrer Kunst verbleibe ich
Unterschrift C.R.

Das war ein weiterer Brief an Dr. Drechsler, dann ließ man nicht mehr zu, dass ich Kopien ziehen ließ und es gab auch kein weiteres Gespräch mit ihm. Er war offenbar erleichtert, als er mich los war.

Aber zwei Tage nach Deinem ersten Besuch am Montag, hattest Du frei und kamst wieder zu mir. Ich schrieb mal wieder eine Tagebuchseite:

Tagebuch   *2.5.2012*

Heute warst Du da und es war phantastisch. Es war der erste Mai, als wir uns einst 2004 wiederfanden und heute war es der zweite und ebenso schön. Wir aßen, tranken dann noch einen Espresso und einen Saft, von dem Du noch etwas mitnehmen konntest. Wir hatten Begegnungen und konnten auch allein sein. Du sahst erst eine Doppelgängerin von Frau Grehn (der Psychologin) und dann noch sie selbst, als hätte Gott sie an unserer Bank vorbeigeführt.

Die Fahrradwerkstatt und die Kasse hatten zu, sonst hätten wir uns nicht nur so geliebt, sondern ich wäre zu Dir auf einem Drahtesel heimgeritten, und wir hätten an der

Kasse noch Geld für Andenken ausgegeben, die doch gar nicht so schön gewesen wären. Deshalb war es gut, dass beides geschlossen war.

Ich habe ja hier keine Therapien und es wäre sehr langweilig, wenn hier nicht dieses Überlebensspiel gespielt würde ("Es ist der Mensch, so er spielt" frei nach Schiller). Immerhin habe ich bis jetzt noch nicht verloren.

Sei gegrüßt mein Schatz, ick liebe Dir
für Dich allein nun dies Papier

Dein Schatz

fachlicher Teil:

Gerade las ich einen Artikel über Asotonyn, das Krebs, Immunschwäche u.a. hervorrufen kann und sich auf Lebensmitteln und selbst Haaröl rasant vermehrt. Mal sehen, ob man hier von diesen Substanzen etwas weiß. Mein Zimmerkumpel René ist schwer in Ordnung. Auf unseren René im Haus habe ich einen Rochus, weil er einfach die Kolumne nicht einstellt, obwohl es doch so wichtig wäre, dass diese Zeichen meiner Normalität im Netz erscheinen. Es gibt auch viele religiöse Menschen, die einem nicht gerade in die Augen sehen können und die sich alle etwas schämen sollten, denn Christus würde sich im Himmel umdrehen, wenn er wüsste, wer alles seinen Namen im Munde führt und ihn verunglimpft, indem er ihn ausspricht.

Als ich feststellen wollte, welcher Bereitschaftsarzt bei mir die Diagnose "assoziativ aufgelockert" gestellt hatte, musste ich feststellen, dass die Liste der Bereitschaftsärzte von Sonntag (oder war es Montag?) schon geschreddert wurde, was doch seltsam ist. So bleibt mir als Beweis meiner lediglichen "Interessantheit" nur das Anerbieten von Dr. Scherrer, der wohl ein junger Oberarzt ist, mich zu entlassen, was wohl das einzige Vernünftige für die Klinik gewesen wäre.

In der Anmeldung habe ich heute wissen lassen, dass ich unfreiwillig hier bin. Die Bearbeiterin war sichtlich nervös, als wir sie das zweite Mal antrafen, um uns nach dem Stand bei der Krankenkasse zu erkundigen und sie dann widerwillig eine Kopie meines Schreibens machte, das die Liste der mir bekannten Ärzte enthält, mit denen ich hier zu tun hatte.

Ende der Aufzeichnungen vom 2.5.2012

Ein anderer Sport bestand darin, den Chefarzt der Klinik einmal zu sprechen. Auch das blieb nicht verborgen und sie erkundigten sich eines Tages bei mir, ob meine Krankenversicherung etwa eine Chefarztbehandlung vorsah. Ich verneinte wahrheitsgemäß und sagte, dass ich schließlich nur mal ein Gespräch mit ihm suche. Dazu habe ich einige Verabredungen über sein Sekretariat getroffen, die allerdings einseitig waren. Einmal saß ich schon auf der Terrasse der Caféteria mit zwei Espresso bewaffnet, den ich immer ohne Zucker trank, denn diesen gab es nur in Tütchen mit dem Aufdruck Mefitis (Alchimist) und ich drohte wohl auch ein bisschen damit, dass ich die dortigen Praktiken der Presse enthüllen würde. Ihm hatte ich gleich zwei seiner gedopten Tütchen zugedacht, aber er kam nicht und so ließ ich seinen Espresso einfach stehen. Wenn er nicht da war, trafen sich die Ärzte des Öfteren, und ich glaubte ihm schon von einer gewissen Verschwörung Mitteilung machen zu müssen, denn ich hatte von einem Patienten erfahren, dass er, obwohl natürlich auch aus dem Westen, den Eid des Hippokrates wirklich ernst nahm. Vielleicht lief der ganze Zirkus dort ohne sein Wissen ab. Ich schrieb ihm dann ein Gedicht, das ihn dem Vernehmen nach sehr gefreut haben soll, wobei ich das poetische Du verwendete. Ich hatte ja aus einer Videopräsentation seinen Vornamen Stefan ausfindig gemacht.

18 MESSIANISCHE ZWEI WOCHEN

Am 3. Mai wurde an der Klinik gestreikt. Sie scheinen dort relativ schlecht bezahlt zu sein, was nicht gerade ein Kompliment für die Mefitiskliniken ist. Auch die Zeitarbeitskräfte sollten das Recht auf einen Arbeitskampf haben. Ich machte mich mit meinem Smartphone auf den Weg und versuchte ein paar Photos zu schießen. Vor der Aufnahme wichen die Personen aus Angst, dass man sie identifizieren könnte, zurück und ich hatte nur noch das Streikplakat drauf. Eine Gruppe hatte sich an der Ecke zum Eingang der Klinik versammelt und ich erkundigte mich genau, wo die Grenze zum Gelände, das ich ja nicht verlassen durfte, verläuft. Sie befanden sich schon außerhalb und ich konnte demzufolge nicht zu ihnen gehen und vielleicht einen Aufruf unterschreiben. Die Autos der leitenden Ärzte wurden mit Trillerpfeifen begrüßt. Man wollte eben auf sich aufmerksam machen.

Ich hatte so meine Befürchtungen mit der Verlegung auf die Station K1, die ich ja schon von früheren Aufenthalten kannte. Damals waren dort noch recht vernünftige Patienten, obwohl es auch da schon eine geschlossene Station war. Jetzt aber waren da nur noch bemitleidenswert in sich gekehrte Insassen, die offenbar überhaupt keinen Antrieb mehr hatten. Die Außenanlagen machten einen verwahrlosten Eindruck, aber ich fand die gealterte Schwester Birgit bei einem Besuch noch vor meiner Verlegung vor dem Pflegerraum draußen stehend und erkundigte mich, ob sie wüsste, dass ich dort hin soll. Sie erzählte mir von einer Frau Rothe, die eine gute Ärztin sein soll und ich war etwas beruhigt. Sie sagte auch, dass ich relativ freien Ausgang haben würde.

Trotzdem hatte ich noch ein ungutes Gefühl, weil die Verlegung nicht vonstatten gehen wollte und es immer noch sein konnte, dass man sich auf diese Art würde rächen wollen und mich wegschießt. Immer wieder war doch im Gespräch, dass Patienten auf unerklärliche Weise von Korsakow (Gedächtnisverlust) oder Polyneuropathie (eine Nervenerkrankung) betroffen gewesen sind. Da hielt ich es für sinnvoll einen Vertrag für die Verlegung aufzusetzen und mich dort noch einmal umzusehen, indem ich meinen zweiten Tagesausgang noch einmal nutzte, um der Station einen Besuch abzustatten.

Da ja alle Zettel immer weggekommen waren, entschloss ich mich, den Vertrag in ein Buch zu schreiben, das eben einen gewissen Eigentumswert darstellt und das ich mit größerer Wahrscheinlichkeit zurückerhalten würde. Ich schrieb ihn also in das Hutmacherbuch, das Du in Guben gekauft hattest, indem ich am Abend meiner Komplimentierung in die Klinik zu lediglich einer kurzen Untersuchung und in das ich in den Zeiten des Millionärsquiz noch keinen Blick weiter geworfen hatte, auf eine leere Seite:

Patientenverfügung

1. Ich möchte mit meinen eigenen Medikamenten therapiert werden
morgens: 1,5 mg Dopaminblocker
abends: 3 mg Dopaminblocker
von Ratiopharm.

2. Ich möchte jederzeit Bewegungsfreiheit gewährt bekommen.

3. Meine Frau Andrea Rempel soll jederzeit Auskunft über meinen Gesundheitszustand erhalten (Tel.nr.) oder persönlich.

4. Man äschere mich nicht ein.

Patient   *Mefitis*

Dr. Christian Rempel   *Fr. Dr. Rothe*
geb. Schlagloth

Als ich dieses zweite Mal um die Mittagszeit auf die Station K1 ging, führte man mich durch den Speiseraum mit den ganzen bedauernswerten Gestalten, denen offenbar nichts weiter im Sinn stand, als schweigend das Essen einzunehmen. Ich erkundigte mich nach Schwester Birgit und sie sagten, sie sei nicht da. Ich hinterlegte das Buch im Schwesternzimmer, schlug den Vertrag auf und sagte, dies sei die Bedingung, dass ich auf die Station komme. Sie nahmen es entgegen und wollten es an Frau Rothe wieterleiten. Man ist einiges gewöhnt von den Verrückten, sie haben so ihre Eigenheiten. Ich ging zum Zimmer des Oberarztes Dr. Scherrer, der mich doch hatte am ersten Tag entlassen wollen, mich natürlich nicht erwarten konnte und sichtlich nervös war, dass ich einfach bei ihm hereinschneite, musste er mich doch gut weggesperrt wähnen. Ich erkundigte mich nochmal nach Frau Rothe und er meinte, sie wäre wohl in der Visite. Das konnte aber schlecht sein, wo doch offenbar alle Patienten dasaßen und zu Mittag aßen. Ich dachte bei mir, man hätte die Vertrauenspersonen alle mal eben verschwinden lassen und hatte die ärgsten Befürchtungen.

Als ich dann wirklich herübergeführt werden sollte (Warum geführt, wo ich doch angeblich freien Ausgang haben sollte?), hatte ich richtig gehend Angst. Glücklicherweise begleitete mich Klaus-Dieter, mit dem ich nach der Entlassung von Thomas auf der Station das engste Verhältnis hatte und er erzählte ja auch meistens ununterbrochen. Bei dem Gedenkstein für die Euthanasieopfer hielt ich erst mal inne und betete, dass alles gut gehen möge. Doch dann musste der Gang gegangen werden. Da war zu meiner Freude Schwester Birgit wieder da. Ich gab meinen Kaffee ab, in dem ich eine Folie mit Tabletten deponiert hatte. Es wurden noch ein paar Betten geschoben, so dass ich einen angenehmen Zimmerkumpel bekam (wieder mal einen Thomas). Früher war man als Patient von Schwester Birgit immer mit einem Kaffee begrüßt worden, den ich zwar manchmal in meinem Wahn bewusst verschüttete, weil ich ihn auch für gedopt gehalten hatte, aber jetzt beschied sie mir, ich könne mir einen in der Küche kochen, die eigens aufgeschlossen wurde, denn frei betreten konnte man sie nicht mehr, wie das früher noch der Fall gewesen war.

Frau Rothe war dann auch im Schwesternzimmer und nahm mir Blut ab. Ich hatte sie ja noch nie vorher gesehen und erkundigte mich, ob sie denn schon den Vertrag unterschrieben hätte. Da sagte sie, sie müsse erst alles genau durchlesen und ich hatte sogar den Eindruck, als meint sie damit das ganze wunderbare Buch. Tatsächlich sollte sie den Vertrag eines Tages dann wirklich unterschreiben, aber es würde erst am Tage vor meiner Entlassung sein. Das ist nun der einzige Schriftzug eines Arztes, den ich nach dieser ganzen Odyssee in der Hand habe, und ich lege doch immer so großen Wert darauf, etwas Schriftliches zu besitzen, auf das man sich verlassen und das man gegebenenfalls beantworten kann. Hier gibt es noch viel Verbesserungsbedarf.

Da es nun doch einige bekannte Gesichter unter dem Personal gab, legte ich gleich mit Dichten los und widmete Schwester Birgit das Folgende:

> Schwester Birgit ist die Seele
> vom Geschäft auf der K1
> liegt ein Lied Dir in der Kehle
> so sing es ihr, sonst lieber keins

Am nächsten Tag bedachte ich eine andere mir bekannte Schwester mit folgenden Zeilen:

> Schwester Inken ist ein Engel
> der Licht in die Stationen bringt
> Ist man Mädchen oder Bengel
> mit ihr ein jeder Tag gelingt

Man konnte sich noch erinnern, dass ich vor fünf Jahren dort mal eine Hochzeit organisiert hatte, was allerdings damals gar nicht so gut ankam, aber in die Annalen einging, und Schwester Inken konnte sich noch an mein Buch erinnern, den Ambrosius, wo ja in einem Abschnitt auch diese Station einmal zum Vorbild hergehalten hatte.

Ich ließ es mir auch angelegen sein, ein Tagesgedicht für das gesamte Personal zu schreiben, das nun leider verloren sein wird und von den Maienfreuden handelte. Der Chefarzt wurde, wie erwähnt, mit einem Gedicht bedacht, das nun freilich auch verschollen ist. Er hielt es für ausreichend, wenn ich als Dichter aus zweiter Hand erfahre, dass es gefallen haben könnte.

Mein dichterisches Leben sollte dann aber auch herbe Enttäuschungen hinnehmen müssen. Als mir nämlich Marc zuflüsterte, dass er in eine Tonja verliebt sei, die in Altlandsberg lebt und deren Duft ihn bezaubert habe, schrieb ich ihm ein Gedicht für sie, das nun wirklich sehr berückend war. Ich gab es ihm, natürlich mit einer Rückgabegarantie. Er fand es passabel und nahm es an sich. Als ich ihm aber den Preis einer Schachtel Zigaretten nannte, holte er es wieder aus seinem Zimmer und gab es mir zurück. Für meine Bemühungen erhielt ich eine einzige Zigarette, die dann gleich an Inge ging, die immer keine hatte. Nun hatte ich das Gedicht leider zurückerhalten und bewahrte es fast bis zum Schluss auf, allerdings nicht ohne ihn des Öfteren auf sein schnödes und eines Liebhabers nicht würdiges Verhalten hinzuweisen. Eine Zeitlang hieß Marc nur noch der "Auftraggeber" bei mir. Einen Tag vor meiner Entlassung habe ich es noch mal in seiner Anwesenheit vorgetragen und da bestand er darauf es wiederzubekommen, aber nur, um es anschließend zu verbrennen, wofür er dem armen Dichter eine Abfindung von zwei weiteren Zigaretten gewährte, die natürlich wieder umgehend an Bedürftige gingen.

Ein anderer Jugendlicher war für eine Patientin entflammt, die fast nichts aß, wohl magersüchtig war, der er seine Herzensneigung aber auch nicht eröffnete. Er war dann krankheitsbedingt immer mehr in einem beklagenswerten Zustand, weil ihm seine gesamten Gefühle verloren gegangen schienen und er lamentierend auf dem Flur zusammenbrach, weil nicht mal mehr die Musik die gewohnten Gefühle in ihm hervorrufen konnte. Er wurde von seinen Eltern abgelehnt, weil er zu einem Elternteil als Stiefkind stand, war aber schon in einem Alter, in dem man doch schon eher mit einer Liebesbeziehung auf eigenen Füßen stehen sollte.

Ein dritter junger Mann war verspielt, hatte als Kind die Zeit in der Natur verbracht und war jetzt immer mit irgendwelchen Rhythmen unterwegs, die er einer häuslichen Schlagzeugperiode zu verdanken hatte. Da er aber einen seltsamen "Freund" hatte, der ihn immer mal besuchte und der nicht mal guten Tag sagte, sondern immer anderen Patienten nachspürte, hatte das meinen Verdacht erregt und ich ging auf Abstand zu ihm, dem Sonnyboy.

Allen dreien war gemeinsam, dass sie offenbar nicht lieben konnten, und ich habe mein diesbezügliches Urteil, auch meinen anderen Erfahrungen gemäß, so pauschalisiert, dass diese Generation der 25- bis 45-jährigen eben nicht lieben könne. Marc radelte nicht nach Altlandsberg, Marko eröffnete der Magersüchtigen nicht seinen verbliebenen Rest an Gefühlen und der Sonnyboy hatte gleich gar kein Bedürfnis nach geschlechtlicher Liebe. Nehme ich noch meinen Vereinsvorsitzenden Lars dazu, dann muss man die Summe einfach so verkürzen, dass es dieser Generation an Liebe gebricht, da sie offenbar auch jedes Risiko scheuen.

Die beiden Alphapersönlichkeiten waren Inge, eine ehemalige Kinderdiakonin, die ihren pädagogischen Tonfall nur selten ablegen konnte, und der immer etwas laute Günther, ein verhinderter Pädagoge, der schon zu Stasizeiten verfolgt war, dem aber die Wende keine Wende in dieser Hinsicht geworden war und der sein Leben immer noch weitgehend in psychiatrischen Einrichtungen fristete. Von Inge erfuhr man auch gleich ihr Schicksal, das ich dann nach mehreren Wiederholungen ihrerseits mal in einer Kolumne auf meiner Homepage dargestellt habe. Sie besitzt auch ein beachtliches Talent, Leute zu führen und deren Lebensgeschichten herauszulocken. Sie war mit der Magersüchtigen auf einem Zimmer, die ich dann mal mit einem Butterbrötchen versorgte und sie es mit Appetit aß, weil ich es in der Caféteria gekauft hatte und die Frau dort wirklich einwandfreie Butter darreichte, was ihrer Klinikkollegin an der Theke gar nicht gefiel. Die Caféteria war ja früher selbständig, aber jetzt hatte man sie zu einem Teil der Klinik gemacht, wo es auch nur so von Edelstahlarmaturen und Gerätschaften blitzte, und es war klar, dass man auch dort i.d.R. keine unbedenklichen Nahrungsmittel mehr erwarten konnte. Ich wurde ins Kleeblatt der Alphapersönlichkeiten aufgenommen, da ich doch aus meiner Sicht auch eigentlich gesund war und später sollte sich diesem verschworenen Terzett eine Vierte hinzugesellen, als die alte Ordnung schon wieder in der Auflösung begriffen war und in Gewalttätigkeiten ausartete, bei denen ich dann glücklicherweise schon nicht mehr zugegen, sondern entlassen war.

Gegen drei schneite Frau Tulenz herein, die Ergotherapeutin ist. Ich kannte sie schon von früher und sie war schon immer ein besonderer Lichtblick. Sie hatte mit den Patienten eine kleine Dampferfahrt vor und nahm mich auf der Stelle mit. Das war nach all den psychischen Anspannungen und der ganzen ausgestandenen Angst, von der wohl keiner etwas wusste, eine solche Wohltat, dass ich mich fühlte wie im siebten Himmel. So war es auch nach dem Ausgang mit Dir am Mittwoch, der mir ohne Zeitbegrenzung gewährt worden war, das erste Mal, dass ich länger draußen sein konnte und das nun auch noch in der zivilisierten Welt. Am liebsten hätte ich ein Glas Rotwein an der Bar bestellt, aber ein Begleiter, der sich dann als junger Pfleger entpuppte, hielt mich zurück. Ich fühlte ihm auf den Zahn, ob er mich denn auch für krank halte, dachte, ich hätte ihn schon mit meinem einwandfreien und einsichtigen Verhalten überzeugt, aber er wollte sich nicht festlegen und war offenbar auch erst mal auf eine Beobachtung meiner Person aus.

Am Freitag konnte ich das Folgende in mein Tagebuch schreiben:

Tagebuch   *3./4.5.2012*

Heute hatte ich das erste Arztgespräch, das diesen Namen verdient, mit Frau Rothe. Ich wurde zwar wieder gescholten, dass ich alles auf die leichte Schulter nähme (wenn sie gewusst hätte …) und immer grinse, und ich kann mich noch gut erinnern, wie mir das bereits bei der Armee Schwierigkeiten gemacht hatte. Sie ist eine richtige germanische Heldenfrau, sehr klug und sehr stark (womit nicht die Statur gemeint ist). Meine Versuche, heute wieder mit dem eigenen Dopaminblocker über die Runden zu kommen, waren dann letztlich doch von Erfolg gekrönt, aber es war wieder mal nicht einfach. Immerhin hat sie sich auch meine Dopaminblockerexperimentgeschichte angehört und wohl auch im Gegensatz zu Dr. Drechsler verstanden.

Gestern – das war ein Tag vom Feinsten. Den ganzen Vormittag lief ich auf der Station 2.2. herum und wartete auf meine Verlegung auf K1. Meine beiden Ausgänge hatte ich verwendet, um mir morgens den Streik der Mefitis-Mitarbeiter anzusehen und hatte auch das Glück, Schwester Birgit zu treffen, die mich schon auf die germanische Schönheit hingewiesen hatte.

Als ich mich dann mittags mit dem Chefarzt verabredet hatte und noch etwas aß, war auf der Station K1 keine der Vertrauenspersonen mehr anwesend. Dem Dr. Scherrer muss ich wie der Leibhaftige erscheinen sein, als sein heimlicher Beschäftigungsgegenstand plötzlich in der Tür auftauchte.

Vor der Verlegung, die unmittelbar nach meiner Rückkehr vom Mittagessen stattfinden sollte, hatte ich gehörige Angst und wir hielten dann noch einmal am Gedenkstein und ich sandte noch ein Gebet zu Gott, an den hier scheinbar keiner der Ärzte glaubt, denn sie wollen meine neu- oder wiedergewonnene Religiosität am liebsten auch in die Nähe von Krankheit rücken.

Dann ging es auf der Station aber, nach einigem schnellen Bettenschieben, alles gut und ich konnte auch meinen Kaffee abgeben, als wäre er ein Wertgegenstand. Ich habe auch schon mein erstes Gedicht geschrieben für Schwester B., aber ich bekomme es leider nicht mehr zusammen.

Nun gab es auf der Station K1 auch tatsächlich Therapien für mich. Die Bewegungstherapie war immer ein längerer Spaziergang, was mir sehr entgegenkam. Die Musiktherapie nutzte ich zunächst, um mal wieder eine Stuhlprobe herzustellen, da sie dort ein dafür geeignetes Klo hatten, während die auf den Zimmern nicht geeignet waren, weil da die Exkremente gleich im Wasser schwimmen. Aber die Analyseergebnisse, die ich ja einem glücklichen Zufall überlassen musste, der sie einem Labor hätte zuführen sollen, ließen auf sich warten. So glückreich war ich wohl nun auch wieder nicht und so gab ich die Praxis der Spontanerstellung dieser Beweismittel dann doch auf und verlegte mich auf's Bitten, dass sie doch wenigstens etwas untersuchen sollten bei mir, das auf eventuelle Vergiftungserscheinungen würde schließen lassen können. Die Musiktherapie mündet meistens in einem gemeinsamen "Konzert", das mit selbstgewählten Instrumenten ausgeführt wird. Manchmal wird auch ein Lied gesungen. Auf jeden Fall ist es ein elementares Erlebnis von Gemeinschaft, unbeschadet der gar nicht vorhandenen Fertigkeiten auf den entsprechenden Instrumenten.

In der Ergotherapie bekam der Kasper in Nullkommanichts dann zwei Beine und Füße noch dazu. Die Beine waren aus selbstgedrehter Kordel aus dicker brauner Wolle und die Füße wurden herangefilzt, wobei der eine ein gemütlicher Hausschuh war mit so einer Art Bommel und der andere ein Narrenschuh. Auch er war also – wie ich mich schon in ihn und mich gespalten hatte und deshalb als schizophren gelten konnte – selbst noch einmal gespalten in einen gemütlichen und einen närrischen Teil. Ich war ziemlich stolz darauf, dass ich das in der kurzen Zeit geschafft hatte und sandte ein Photo an Corinna, die sich nun freilich wohl ihre Gedanken machte, die aber erst nach zwei Tagen eine Reaktion zeitigen sollten.

Am Freitagnachmittag kam mich mein Vater noch mal besuchen. In dem düsteren Flur begegnete er Inge und begrüßte sie mit einem

"Enchantez Madame". Um ein Haar hätte er ihr auch noch einen Handkuss gegeben, aber sie hatte auch so bereits weiche Knie und schwärmt bis heute von der Erscheinung meines Vaters, dem ich diesbezüglich nicht das Wasser reichen kann. Wir setzten uns in den Garten von Frau Tulenz und hatten uns viel zu erzählen, wobei das Gespräch auch mal wieder auf meine Mutter kam. Eine Fliege, diesmal war es nicht Helene, sondern eine Schmeißfliege, setzte sich auf meine Hand und krabbelte die ganze Zeit darauf herum, bis wir wieder aufbrachen den Garten zu verlassen. Mir erschien es angemessen, dass es diesmal eine Schmeißfliege war, die so vertrauensvoll gewesen, denn ich hatte den Plan noch nicht aufgegeben, sterben zu wollen und nach Möglichkeit wieder aufzuerstehen, denn Dein Daumenreiben war ja immer noch da und wenn es eben nicht der Romeoeffekt war, dann musste ich also aus ganz irdischen Gründen Deine Liebe verloren haben, und Du warst in einem ganz aussichtslosen Kampf begriffen mir die Treue zu halten.

Der Vertrag freilich, meine Patientenverfügung, war nicht unterschrieben, aber ich hatte den Eindruck, dass man sich daran hielt, denn ich konnte wirklich nach Belieben auf dem Klinikgelände spazieren gehen und habe die frühlingshafte Natur auch sehr genossen. Stadtausgang hatte ich allerdings nur auf Anfrage und diese hatte ich bei dem Gespräch mit Frau Rothe am Vormittag auch vorgebracht, so dass ich am Abend mit meinem Zimmerkumpel Thomas in die Stadt hinuntergehen konnte und wir uns kurz über den Zaun mit Frau Pötzscheck unterhielten, was mir dann die ständige Frage von Seiten Thomas' eintrug, wann wir denn mal wieder zu "der Frau" gehen würden.

Ein bisschen, meinem Vater natürlich bei Weitem nicht vergleichbare, männliche Wirkung hatte ich auch und so sah ich manches Mal Fünkchen in den Augen von Martina, einer niedlichen jungen Frau, die geschieden und alleinerziehend war und die ein bisschen Feuer gefangen hatte, was einem in meinem Alter natürlich immer ein wenig schmeichelt. Inge, die Kinderdiakonin, wusste ja, dass Du den gleichen Beruf hast und handelte nach dem Motto: Kinderdiakoninnen halten zusammen und brachte sie von mir ab, wo sie konnte. Wenn Martina mal in meiner Nähe war, gab sie ihr Aufträge, die sie von mir entfernen mussten und mich lenkte sie auf dichterische Aktivitäten, wie zum Beispiel ihr selbst ein Gedicht zu schreiben oder eine Widmung für sie in mein Buch. Sie wusste die Leute ausgezeichnet zu beschäftigen und als ich sie später noch einmal besuchte, hatte sie immer noch einen dienstbaren Geist, der genau das ausführte, was ihr vorschwebte.

Am Sonnabend war aber erst mal ein anderes Kabinettsstückchen zu absolvieren, nämlich der siebzigste Geburtstag von Sigrid, meiner Schwiegermutter. In der verwahrlosten kleinen Klinik-Gärtnerei fand ich noch drei Schwertlilien, die sie so liebt und stibitzte sie. Dann stand da noch eine Blume für Sissi, Deine Schwester, die so nett war, mich mit meinem eigenen Auto abzuholen. Ich dachte eigentlich, dass sie etwas Angst haben würde unter den Verrückten, aber sie hielt sich wacker, auch als ergründet werden sollte, ob sie denn nun meine Frau oder meine Freundin ist, denn Dich hatten sie ja auf dieser Station noch nicht gesehen.

Es wurde eine ziemlich lange Fahrt, denn ich wollte noch ein ND kaufen und damit Günther eine Freude machen, weil er das für so eine gute Zeitung hält. Dazu mussten wir an zwei Tankstellen anhalten. Dann haben wir auch noch kurz Frau Senst besucht, die Dir ja die Nachricht überbracht hatte, dass ich in der Klinik sei und ich war so aufgeregt, dass ich sie um ein Glas Wasser bitten musste. Dann waren wir noch bei Sissi zu Hause. Sie musste noch irgendetwas holen und es dauerte auch ziemlich lange, während ich mir draußen Gedanken machte, ob man die Blume, die sie natürlich vergessen hatte, nicht ins Wasser stellen könne. Aber der Außenwasserhahn war noch abgestellt und sie nahm sie dann mit hinein. Ich hoffte, dass unsere längere Abwesenheit Dich ein bisschen eifersüchtig gemacht haben könnte. Am Morgen hatte ich auf einem Spaziergang den Rest eines Kondoms gefunden und ich fragte Dich dann, als wir endlich bei uns zu Hause angekommen waren, was Du davon hältst, dass ich dieses bei uns im Bett gefunden hätte. Du sagtest, das sei ein Luftballon gewesen und wusstest natürlich genau, dass dieses Utensil nicht im Bett gelegen haben konnte.

Wir klärten diese Frage dann anlässlich eines sogenannten Mittags-schlafs, bei dem ich dann wieder ganz Dein Mann sein konnte, ungeachtet der hohen Dosen an Dopaminblocker, die ich mir zu einem guten Teil noch selbst verordnet hatte und was unser Liebesleben kaum beein-trächtigte.

Die Gäste trafen bald ein und alle waren im Glauben, dass ich meine Wanderschaft – auf der sie mich immer noch wähnten – nur mal zu diesem Anlass unterbrochen hätte, und als ich sagte, dass ich die Wanderung am Abend fortsetzen wolle, da erregte das auch keine Verwunderung weiter. Die Einzige, die wir ins Bild gesetzt haben, war Deine Mutter, das Geburtstagskind. Wir machten mit ihr einen Spaziergang, und als wir sagten, dass wir ein Geheimnis zu berichten hätten, da meinte sie wie aus der Pistole geschossen: "Ihr wollt euch scheiden lassen." Das war nun so daneben nicht, aber wir hatten zu diesem Zeitpunkt doch eher noch vor, ein zweites Mal, nämlich kirchlich zu heiraten. Das zweite Geheimnis war dann das meines Krankenhausaufenthaltes und beide Geheimnisse wurden von ihr gewahrt. Eine tolle Sache, dass man solche Komödien in dieser Familie spielen kann, aber es konnte auch sein, dass man mal selbst auf den Arm genommen würde.

Die Feier war ausgesprochen schön und unser Geschenk hatte ich ja noch während meines Boxenstopps gedichtet. Es war ein kleines Album mit Familienphotos und dazu hatte ich ein paar Verse geschrieben, die nun ausnahmsweise mal nicht im Papierkorb gelandet waren oder einer rituellen Verbrennung anheim fielen. Nur ein aktuelles Photo mussten wir noch in ein Bilderbuch "Die beste Mama der Welt" einsetzen, aber auch das bekamen wir noch auf die Reihe. Abends fuhr mich dann mein Schulfreund Eberhard wieder in die Klinik und die Schwiegereltern fuhren wenig später mit einem richtigen Roll Royce nach Hause, der zu diesem Anlass bestellt worden war – natürlich nur gemietet.

Am Sonntag hatte ich schon wieder Besuch von Dir und meiner Schwester Silke, was ja vorgesehen war, als wir noch gar nicht wussten, dass mein Erscheinen zur Osterfreudenzeit auf dem siebzigsten Geburtstag meiner Schwiegermutter überhaupt möglich sein würde. Ich hatte Dich gebeten, aus den restlichen Erdbeeren vom Jubiläum für Sonntag noch ein Blech Torte zu machen. Das trug mir später die Kritik von Inge ein, die meinte, ich überfordere Dich. Als ihr dann beide da wart, war es gerade Kaffeezeit und der etwas schweigsamen Martina wurde das Rezept erklärt, das dann gleich mitgeschrieben wurde und das ursprünglich von Kathrin, meiner Verflossenen, stammt.

Dann gingen wir hinaus und machten einen Spaziergang rund um den Tütschensee. Ich setzte Silke meine Vergiftungstheorie auseinander und dass man mit allem, was man hier in der Klinik esse, sehr vorsichtig sein muss. Irgendwie hing ich doch am Leben, obwohl meine Todesgedanken noch nicht ausgelöscht waren, aber die behielt ich in diesem Fall für mich. Ich hatte einen Schafwollpullover an und war der einzige von uns Dreien, der nicht gefroren hat. Das lag wohl auch daran, dass mir der Inhalt meiner Rede gut bekannt war und sie Außenstehende doch einigermaßen befremden musste, einen eben frösteln ließ. Da warst Du einmal nicht meine verzweifelt Geliebte, sondern wie eine zweite Schwester, eine schon Wissende.

Das war dann auch der Abend, ich nutzte die Freiheit des Ausgangs immer bis zum Einbruch der Dunkelheit, an dem ich wieder eine Nachricht von Corinna erhielt, die folgenden Inhaltes war:

@Christian, was machen sie mit Dir in der Klinik?

Ich rief an, aber die Beziehung zwischen uns ist keine Telefonbeziehung, auch wenn man da mal rasch ein paar Erklärungen abgeben kann oder auch unter Beweis stellen, dass man nicht so verrückt ist, dass man weggesperrt gehört. Am Vortage auf der Jubiläumsfeier hatte mich ja auch keiner für verrückt gehalten, sondern lediglich für einen wackeren Wandersburschen, der aus unerfindlichen Gründen das Weite gesucht hat und sich auf gelegentliches Erscheinen beschränkt.

Der Abend brachte dann noch ein Erlebnis, das mich einige Wochen beschäftigen sollte. Inge hatte schon immer von einer Frau gesprochen, die alles Mögliche stiehlt und man solle auf seine Sachen achten, weil sie auch in die Zimmer gehen würde und da des Öfteren etwas entwendet. (Wenig später sollte sich herausstellen, dass sie fast noch ein Mädchen war, obgleich schon Mutter.) Gestern sei sie aber total glücklich gewesen, als sie und ihr Freund (der kein Patient war, sondern zu Besuch) sich im Raucherraum geknutscht haben. Sie käme immer mal in den Raucherraum, durchsuche den Mülleimer nach Kippen und falls sie eine findet, zündet sie sie sich an und nimmt ein paar Züge. Das hätte etwas Tierisches und ich stellte mir schon so einen Homunkulus von beträchtlicher Hässlichkeit vor, der nun jeden Moment hereinkommen könnte. Doch herein kam ein zwar verloddertes, aber attraktives schlankes Wesen, wühlte auch gar nicht im

Mülleimer und fragte aufgeräumt, ob einer eine Zigarette für sie hätte, was sie angeblich sonst nie tat. Wenn einer eine anbot, weil ihm das Mülleimerdurchwühlen doch zu sehr ans Herz ging, so ging die Erzählung, sie sonst immer barsch ablehne und hervorbrächte: "Du verstehst überhaupt nichts." Wenig später sollte sie auch in ebendiese Haltung wieder zurückfallen, auch auf dem Zimmer rauchen und so richtig das *enfant terrible* geben.

Aber jetzt wirkte der gestrige Besuch des Freundes noch nach, obwohl sie den ganzen Tag wieder im Bett zugebracht hatte und sie nahm eine Zigarette an, sogar etwas zu trinken. Sie setzte sich auf einen Stuhl und zog die Knie bis unters Kinn. Sie bewegte sich ganz wie eine Holzpuppe, so gelenkig war sie. Ich hatte den Kasper mit, war so erfreut über die Wandlung, dass ich ihr damit etwas vorspielte. Inge wollte sich einmischen und ebenfalls den Kasper spielen, aber es zeigte sich, dass sie das nicht konnte. Ich nahm den Kasper also wieder selbst auf die Hand und entlockte der jungen Frau das bezauberndste Lachen, das ich je gesehen habe. Als auch der Kasper der Meinung war, dass sie wie Buratino ist, stellte sie den Unterarm auf und winkte damit lustig, als wäre er der einer Puppe. Der Kasper sprach weiter mit ihr und die anderen wunderten sich, dass sie immer wieder lachte. Dann stand sie mit einem Mal rasch auf, setzte sich in der Grätsche auf meinen Schoß und umarmte mich innig. Da war der Kasper allerdings ein bisschen dumm außen vor, dabei war er doch eigentlich der Auslöser der guten Laune gewesen und mich durchwogte eine Welle der Liebe, denn Buratino war trotz ihrer Verwahrlosung schön. Ich war einigermaßen verwirrt, dass sie, ein Mädchen noch fast, sich mir an den Hals geworfen hatte und alles geben wollte, so dass mich nur wieder der Kasper retten konnte und mit ihr ins Bett ging. Dort lag er dann für Tage an ihrer Seite. Wenn ich mal ins Zimmer ging, schlief sie und ließ sich nicht ansprechen. Manchmal hatte der Kasper auch seine Mütze verloren, die ich ihm noch gehäkelt hatte. Es muss wohl doch der Montag oder Dienstag gewesen sein und ich muss sie wohl doch schon in diesem erbarmungswürdigen Zustande erlebt haben. Die Erinnerung kann täuschen.

In diesem Zustand der Agonie sollte sie eine Woche verbringen. Gelegentlich brachte ich ihr etwas zu essen oder eine Zigarette vorbei, aber das meiste rührte sie nicht an. Sie ernährte sich fast ausschließlich von Cola, die ich aus dem Edeka besorgte. In der Ergotherapie bastelte ich eine Kette aus Buchstaben, die besagten: "Buratino komm zu Dir", aber alles hatte keine Wirkung, In der Gestaltungstherapie hatte ich mit einem russischen Patienten einen Schlitten gezeichnet, auf dem Buratino stand und durch die Winterlandschaft sauste. Ich habe ihr auch dieses Bild geschenkt, aber sie war weiterhin nur schlafend oder scheinbar schlafend anzutreffen. Erst eine Woche später, als eine seelenlose Schwester das Abendessen beaufsichtigte, auf dass nichts mitgenommen werde (Günther sprach von Stasimethoden), ich aber trotzdem eine halbe Stulle herausschmuggelte, protestierte Buratino, dass wir sie doch endlich in Ruhe lassen sollen. Am nächsten Tag war sie wie ausgewechselt und nahm an allen Mahlzeiten und Therapien teil. Sie kam sogar manchmal auf unser Zimmer und interessierte sich dafür, was wir so machten. Diese Liebe hat mich einigermaßen beschäftigt und ich hatte ein bisschen ein schlechtes Gewissen Dir gegenüber. Erst als sie und ich sie dann in eine töchterliche umgewandelt haben, war die Sache ausgestanden.

Am Montag, also wieder eine Woche zurück in der Zeitrechnung, war Oberarztvisite und Inge hatte die Devise ausgegeben, dass man sich unbedingt vorbereiten müsse, um dann alles in kürzester Zeit vorzubringen, weil diese Veranstaltung von ziemlicher Hektik begleitet sei. Ich solle mir unbedingt Stichpunkte machen, während Günther herumlief und nicht dergleichen tat. Als ich ihn darauf ansprach, sagte er, er habe alles im Kopf. Meine schriftliche Vorbereitung sah so aus, dass ich sie in Gedichtform setzte und ich das Gedicht dann auch zum Vortrag bringen konnte:

Lieber Dr. Scherrer

Das mit der Medizination
hatten wir ja öfter schon:
Mit einem Milligramm beginnen,
danach ein fröhlich Liedlein singen.
Und abends dann drei Milligramm;
dass man dann sehr gut schlafen kann.

Der Ausgang bleibe frei gewährt,
doch wenn's in Wandrers Beine fährt,
möchte er den Tornowsee umrunden,
das dauert dann schon ein paar Stunden.

Auch dort ein Liedlein angestimmt
den Rest von Wehmut sogleich nimmt.

Zu guter Letzt sei die Entlassung
mir auf den Freitag dann gewährt,
wo ich in gütigster Verfassung
vom guten Essen wohl genährt,
mich widmen kann dem Wanderleben
und des Gesangs – so ist es eben.
Und diesem Gasthaus hier sei Dank,
denn eigentlich war ich nicht krank;
doch Prophylaxe ist nicht schlecht
und damit komme ich zurecht.
Ein Gruß nun an den Oberarzt,
weil Du hier meine Rettung warst

P.S.: Eine Probe von dem Stuhle
und aus dem heißen Dichterblut
sei täglich hier auf's Neu entnommen,
dann wird es sicher, sicher gut.

Die Reaktion war verhalten. Irgendwie wirkte der Arzt inmitten der beiden Stationsärztinnen befangen. Er erwähnte noch einmal, dass er mich vor gut einer Woche schon entlassen hätte. Richtige Festlegungen, z.B. zur Entlassung, gab es nicht und sie sollte auch erst ein paar Tage später stattfinden, als von mir gewünscht. Im Grunde hätte er sich jetzt hinsetzen müssen und etwas, am besten in Versform, zu Papier bringen, aber so musste ich mich damit bescheiden, dass das Gedichtchen als ganz artig befunden wurde und somit durchaus ansprach. Eine Abschrift wurde freundlichst zu den Akten genommen, zu denen sich nun dieser Bericht hier gesellen könnte.

Bei Netto hatte man mich zuvor beim Bäcker vertröstet, dass es erst diese Woche wieder Windbeutel geben würde, die ich ja so gern esse und die außerdem eine weitere Alternative zu der Klinikkost darstellen, weil sie so schön satt machen. Kurz vor dem Kaffee kam ich also mit meinem Windbeutel an und da saß auf der Bank Mario, den ich damals noch nicht kannte, ihn aber trotzdem grüßte. Er war Bauingenieur und für ein Vierteljahr in der Station über uns untergebracht. Da sagte er mir, dass er Geburtstag habe. Ich fragte ihn, ob er als Geschenk einen Windbeutel gebrauchen könne und er nahm ihn wirklich an, denn er hatte nur zwei Stücken Kuchen für seine Geburtstagstafel zur Verfügung. Von irgendwoher hatte er, als ich ihn näher kennenlernte, Bücher mit geistreichen Sprüchen und unterhielt die Leute damit. Eines Abends begegnete ich ihm im Wald des Klinikgeländes und er unterhielt sich pfeifend mit den Vögeln, die daraufhin angeblich immer näher kamen. Ich tat es ihm gleich und versuchte auch meine Pfeifkünste, und tatsächlich näherten sich die Vogelstimmen zunehmend. Er freundete sich mit Günther an, schenkte ihm auch eines seiner Sprüchebüchlein und obwohl er ja eigentlich schon auf der Station der weniger schweren Fälle war, die zwar einer Langzeitbehandlung bedurften, wo die Patienten aber alle freien Ausgang hatten, wurde er wenige Tage später auf unsere geschlossene Station verlegt und erschien dort mit einem ziemlich großen Karton von einem Spielzeugkran-Bausatz, den er wieder irgendwo erstanden hatte. Mein Interesse an Sprüchen muss nicht groß genug gewesen sein, denn obwohl wir jetzt auf der gleichen Station waren, verlor sich unser Kontakt.

Abends kam Alex zu Besuch, mein Freund und Kollege, mit dem ich mich auch schon auf der Wanderung getroffen hatte. Wir gingen in die Stadt hinunter. Ich zeigte ihm die offene Kirche, in der ich schon manches Mal meine ganz persönlichen Gebete aufgesandt hatte, traute mich aber in seiner Gegenwart nicht, am Altar niederzuknien. Wir gingen dann auf die Edelstahlseebrücke und ich schwärmte ihm von meiner Begegnung mit dem Erfinder in Beeskow vor. Er war ein bisschen traurig, dass sein Leben jetzt in so festen Bahnen der Arbeit und Familie verlaufen muss, weil er doch noch ganz auf's Geldverdienen angewiesen ist. Ich lud ihn dann noch zum Abendessen in den "Schenk" ein und hatte auf diese Art mal wieder für einen Abend vermieden, die Klinikkost zu mir nehmen zu müssen, gegenüber der ich bis zum letzten Tage skeptisch blieb und immer mittags meinen Teller und das Besteck mit einem eigenen Spülmittel reinigte, was mir auch nicht verwehrt wurde. Alex hatte einen ganzen Vorrat an Getränken mitgebracht und so musste ich den Automaten in der Station nicht mehr benutzen und konnte sogar Thomas davon abgeben, so viel er wollte.

Am Dienstag pflanzte ich in der Gartengruppentherapie die Magnolie um, von der mein Vater gesagt hatte, sie mickere vor sich hin, weil sie zu schattig stünde. In Wirklichkeit war aber das Problem, dass sie einer

Baustelle hatte weichen müssen, die aus der K1 eine ebenso seelenlose Station machen soll wie die 2.2. Außerdem war sie an einen Metallpfahl gebunden, was auch nicht gut sein soll. Als ich sie ausgrub, hatte sie kaum Wurzeln und ein grüner Belag hatte sich auf den Zweigen gebildet, den ich dann in stundenlanger Arbeit entfernte. Man wird sehen, ob sich all diese Bemühungen gelohnt haben werden.

In dem Wald am eigentlichen Gesenberg, wo Mario sich mit den Vögeln unterhalten hatte, hielt ich mich oft am Abend auf und telefonierte mit Dir oder Herrn Trebstein. Da waren noch aus besseren Zeiten rustikale Bänke und Tische, ein Verkaufspavillon, eine verrottete Kegelbahn und eine Freilichtbühne, die eigentlich nur aus einem Quadrat von Gehwegplatten besteht. Hier hatte ich auch am Sonntag mit Corinna telefoniert. Ich lief während der Telefonate immer am Rande des Quadrats entlang, langsam in Runden. Als ich mit Dir telefonierte, saß auf den Platten ein Schmetterling mit zusammengefalteten Flügeln. Als ich vorbeikam, flog er auf und umflatterte mich. Ich blieb stehen, streckte den Arm aus und hielt ihn, immer noch telefonierend, still. Da setzte er sich auf meine Hand. Ich ging mit ihm ein Stück und betrachtete ihn, er blieb sitzen. Dann flog er wieder mal zu Boden, aber bei meiner nächsten Runde wiederholte sich das Schauspiel. Es muss ein Admiral gewesen sein, für den es eigentlich zu früh im Jahre war, es sei denn er hatte überwintert.

Am Mittwoch kam Silke nochmal mit meinen beiden Töchtern Mila und Jane. Wir setzten uns in Frau Tulenz' Ergogarten und ließen uns eine von Silke gefertigte Erdbeertorte schmecken, die wir zu viert halb aufaßen. Da ich mit Jane die Sache mit meiner "Totenwaschung" besprechen wollte, ließen wir die beiden allein und gingen ein wenig spazieren. Da sagte Jane dann freilich, dass sie keine Absicht hätte, eine solche Waschung vorzunehmen und ich solle mir doch für meinen Gedichtladen einen anderen PR Gag (PR – public relations) als eine Auferstehung einfallen lassen. Sie brachte das so sachlich vor, dass mir ganz schön der Wind aus den Segeln genommen war. Wir unterhielten uns noch über ein Bild, das zusammen mit anderen bei mir einige Jahre eingelagert war, und das ich mit nach Jena genommen hatte. Eins verkaufte sie auf ein Photo hin und als sie die Bilder letztens dann wieder bei mir abgeholt hat, war genau das verkaufte verschwunden. Das Problem war nämlich, dass ich das Bild aus Jena nicht wieder zurücknehmen konnte, weil ich nicht mehr so ein großes Auto hatte nach dem Rausschmiss aus meiner Firma, die mich nach Jena delegiert hatte. Dann ist der Firmenteil von Jenoptik abgewickelt worden, in dem ich gearbeitet hatte, und keiner weiß mehr, wo das Bild hingeraten sein könnte.

Mila hatte die Zeit über, die wir zusammen waren, geschwiegen und wohl auch ihrer eigenen Probleme gedacht, denn wenige Wochen später sollte sie sich von ihrer großen Liebe trennen, obwohl für das nächste Jahr schon eine Hochzeit avisiert war. Der Grund sollte unerträgliche Eifersucht des Bräutigams gewesen sein. Wenn nicht doch etwas an meiner Version ihrer Geschichte dran gewesen ist.

Zu dieser Zeit war meine dritte Tochter Jenny in Halle dabei, ein Paket zu packen, wie ich nicht ahnen konnte. Es kam schon am nächsten Tag an und war eine große Freude. Sie hatte extra Rhabarber gekocht und viele kleine Dinge zusammengetragen, die mir gute Dienste geleistet haben. Auch ein Bild von Enkel Ivan packte sie dazu und einen Brief von ihrer Hand.

Aber davon wusste ich am Mittwochabend noch nichts. Ich hatte Jenny immer nur sehr kurze Nachrichten gesandt, die ich zu Bildern geschickt hatte, die irgendwie charakteristisch für den Tag waren. Eigentlich hatten sie und Mila sich auch regelmäßig telefonisch melden wollen, aber daraus wurde dann doch nichts. Jetzt, dachte ich, würde ich mal selbst anrufen, aber es war nicht sie, sondern Miguel dran, ihr Lebensgefährte, von dem ich meinte, dass ich ihm den ganzen Schlamassel zu verdanken hatte. Er versuchte seine Handlungsweise zu rechtfertigen, aber ich ließ es nicht gelten. Meine ganze Wut über die unterbrochene Wanderung schüttete ich über ihn aus und er ließ es auch nicht an Widerworten fehlen, die etwas Anmaßung verrieten. Ich ließ noch einen Kraftausdruck los und legte auf. Später habe ich mich dafür entschuldigt, was aber ohne jegliche Reaktion blieb. Sicher hätte Jenny, die Miguel natürlich gewiss ins Bild gesetzt hatte, das Paket nicht abgeschickt, wenn es nicht schon unterwegs gewesen wäre.

Jennys Brief, der mit dem Paket kam:

Liebster Papa,

ich hoffe die Hausschuhe passen und sind nicht zu warm! Lass Dir die Sachen schmecken! Den Rhabarber habe ich eben eingekocht, sehr schmackhaft und erfrischend. Schade, dass ich bei dem Besuch heute nicht dabeisein konnte, aber ich komme hoffentlich noch vorbei.

Auch wenn fast nichts handgemachtes dabei ist, kommen die Dinge von Herzen, mein Lieber!

Viele Küsse und Grüße von allen hier

Deine Jenny

Am Donnerstag hatte ich wieder eine Visite durch Frau Rothe. Es bestätigte sich die Vermutung, dass ich am folgenden Tag noch nicht entlassen werde, aber sie genehmigte mir Stadtausgang und für das Wochenende ein Treffen mit Dir. Wir buchten ein Zimmer für Dich im Schenk von Landsberg, um das Wochenende wieder gemeinsam verbringen zu können. Wieder hatte ich auch Fluchtgedanken, schalt mich selbst, dass ich mich immer wieder hatte breitschlagen lassen, noch weitere Tage zu bleiben, obwohl ich überzeugt war, dass ich gar nicht krank war. Zu Frau Rothe hatte ich Vertrauen und sie war die einzige, die auf meinen Hinweis bemerkt hatte, dass die Freiwilligkeitserklärung nicht zutraf. Sie hatte es mir aber überlassen mich diesbezüglich zu bedenken und ich wollte ihr das danken, indem ich diese jetzt unterschrieb. Als ich das aktuelle Datum dazusetzte, hatte sie zwar kurz einen Impuls mich davor zurückzuhalten, aber gewährte mir diese Freiheit, die ja doch den Tatsachen entsprach. Ich konnte auch durchsetzen, dass wenigstens noch eine Blutprobe gemacht wurde, wenn dann auch mein Vertrauen ein bisschen angekratzt werden sollte, weil sie bei dieser nicht verordnet hatte, dass der Medikamentenspiegel bestimmt wird, was übrigens sehr teuer ist. Aber mir kam am nächsten Tag, als die Probe gemacht wurde, wieder ein kleiner glücklicher Zufall zu Hilfe, dass die andere Ärztin, die sie vornahm, das auf meine Bitte dann einfach anordnete, gegen den Willen der Schwester, die bei der ursprünglichen Verordnung hatte bleiben wollen. Eigentlich hätten sie merken müssen, dass ich erheblich mehr Medikation zu mir nahm, aber das Ergebnis der Probe habe ich nie zu Gesicht bekommen.

Ich trug an diesem Tage eine Badehose und wollte sie trotz der geringen Wassertemperaturen auch irgendwie zum Einsatz bringen, aber erst einmal kam das Paket von Jenny und mein Zimmerkumpel war fast so erfreut wie ich darüber. Der Rhabarber wurde auf der Stelle verputzt und es waren auch ein paar Moods drin, mit denen ich Günther und mich selbst erfreute. Auch die Biobonbons waren eine Wohltat, und ich konnte jetzt meine drückenden Mefitishausschuhe gegen die bequemen und passenden von Jenny tauschen.

Am Abend war Grillen angesagt, aber ich hatte ja noch meinen Stadtausgang. Ich nahm einen Weg über die Weiden und Wiesen und war immer noch auf der Suche nach Fluchtmöglichkeiten. Ich stellte fest, dass die ganze Ebene zu Füßen des Gesenbergs zur Stadt hin durch einen ziemlich breiten, nicht trockenen Fußes überquerbaren Graben von der Stadt getrennt war. Da ich ja schon öfter verfolgt worden war, malte ich mir aus, wie ich gegebenenfalls über diesen Graben kommen würde. Da lagen ein paar hölzerne Zaunstreben, die aber noch am Pfosten befestigt waren. Man würde sie abreißen, über den Graben legen und darüberbalancieren können. Ich wollte das schon machen, aber sagte mir, dass es völlig ausreiche, wenn ich diese Sache plane und im Ernstfall ausführe, wenn sie dann hinter mir her sind. Da ich auch wusste, dass sie meine Socken für den Spürhund benutzen würden, hatte ich die abgelegten mit Deo vorsorglich eingesprüht.

An der Badestelle waren nur vier Jugendliche, die im kalten Wasser herumtollten und sich gegenseitig neckten. Ich war aber auch ihnen nicht ganz gleichgültig und mutig stürzte ich mich verbotener Weise in die Flut. Mit der Zeit wurde mir auch wärmer und ich schwamm ein bisschen am Ufer entlang, wo ich vermutete, dass zwei neu angelegte Wassergrundstücke etwas mit der Klinik zu tun haben könnten und vielleicht sogar der Chefarzt hier wohnte. Wie wäre es da, wenn ich ihm privatim einen Besuch abstatten würde, wo es mir doch auf dem Dienstwege nicht gelungen war? Der geparkte Wagen war zwar auch mondän, aber wohl nicht der des Chefarztes. Im Wasser kam mir der Gedanke, dass man solche Dinge, wie ich sie gerade tat, nicht verbieten sollte, sondern geradezu empfehlen. Ich zog mich wieder an, behielt die nasse Badehose drunter und war froh, dass meine schenkellange Jacke die verräterische Nässe kaschierte.

Bei Edeka kaufte ich ganz nach Art von dem Thomas (aus der 2.2) ein Glas Gurken für den Grillabend, auf dass es auch unbedenkliche Kost geben sollte, zwei Büchsen Cola für Buratino und kam zurück, als der Grillabend, der etwas hektisch verlief, schon im vollen Gange war. Natürlich hat Buratino nicht daran teilgenommen, denn sie war wieder ins permanente Schlafen verfallen. Aber an diesem Abend sollte ihre Zuneigung zu mir noch einmal sehr aufflammen, dass ich richtig ein schlechtes Gewissen hatte, denn Du würdest ja am Freitag kommen und ich würde nicht mehr sagen können, immer mit den Gedanken bei Dir gewesen zu sein.

Dann kamst Du am Freitag wirklich auf die Station und hattest Kunigunde, eine Schwester des Kaspers mitgebracht, die Du bei Buratino eintauschtest, wobei sie sich allerdings wieder einmal schlafend stellte. Jetzt hatte ich zwar den Kasper wieder, aber er hatte sich ja noch mehr mit Schmach bedeckt, weil er doch zu einer weiteren Liebe hatte herhalten müssen und nicht gerade liebevolle Behandlung erfahren hatte. Du solltest dann auch Buratino noch einmal begegnen, als sie sich dann wirklich wieder gefangen hatte und sie sollte ein bisschen distanziert sein, da sie sich ja selbst der Liebe zu älteren Männern, wie mich, schämte und sich auch einen Rest an Unschuld bewahrte, als sie in einem lichten Moment einem anderen Beglückten und mir erklärte, dass wir viel zu alt wären. Als dann kurz vor meiner Entlassung noch ein junger Mann auftauchte, soll sie dem Vernehmen nach auch für diesen entflammt sein und ein Kind von ihm gewollt haben.

Wir aßen im "Schenk" zu Abend und verabschiedeten uns schweren Herzens und unter vielen Küssen, denn ich musste ja die Nacht in der Klinik verbringen. Trotzdem hat unser sexuelles Eheleben keine entscheidende Unterbrechung durch die ganze Klinikgeschichte erfahren, denn am nächsten Morgen hatten wir ein zweites "Frühstück", das uns wieder für eine Woche Enthaltsamkeit entschädigte.

Das Tagesprogramm des Sonnabends hätte für ein normales Ehepaar für eine Woche ausgereicht. Unsere Zeit aber war knapp bemessen und wir mussten alles in kurzer Zeit absolvieren. Erst kauften wir ein paar Zeitungen, worum uns Klaus-Dieter zwecks seiner Wohnungssuche gebeten hatte, dann gingen wir zu ihm auf die Station und sahen die Blätter nach Wohnungsangeboten durch, während Du die sehr ordentlichen Mappen von ihm in Augenschein nahmst. Draußen begegneten wir noch Gerhard Rudolph, der von der Station geflohen war, weil ihm so eine "Nazisau" aufs Maul hatte hauen wollen, wo er doch in der "Juden-SS" sei. Er bot ein Feuerwerk an Assoziationen und witzigen Bemerkungen und ich konnte mir ungefähr vorstellen, was die Ärzte hier unter dem Begriff "assoziativ aufgelockert" verstehen – ein durchaus krankhafter Zustand, der aber nicht weniger als die Verrücktheit des ganzen Lebens heutzutage spiegelt.

Dann gingen wir in den "Tuptzer Hafen" und aßen Mittag und Du trafst eine ehemalige Praktikantin aus dem Hort, die uns bediente. Wir wollten anschließend eine Dampferfahrt machen, diesmal die Siebenseenrundfahrt, aber es waren keine Plätze mehr unter Deck zu haben. Es wäre zu kalt gewesen, sich die ganze Zeit oben aufzuhalten. Der Kapitän stellte uns aber eigens einen kleinen Tisch und zwei Stühle zusätzlich hin (ein göttliches Zeichen?) und wir waren wie Ehrengäste der Fahrt, die ich auch in einer Columne beschrieben habe. Danach gingen wir ein Eis essen und dann noch in die Kirche und haben gemeinsam gebetet. Trotz Deiner Hühneraugen hatten wir dann immer noch genug Energie, den Tornowsee zu umrunden, der ein paar Kilometer entfernt liegt, auf der anderen Seite der Klinik. Eigentlich hatten wir in die Gaststätte "Zur Linde" einkehren wollen und dort zu Abend essen, aber sie war über das Wochenende geschlossen und so aßen wir nach der Seeumrundung wieder im "Schenk".

Am Sonntag gingen wir dann zum Nicolassee, tranken in der Tankstelle in der Nähe der Autobahn einen Kaffee und wanderten dann weiter, wieder den Tornowsee tangierend zur Mittelmühle, wo wir ein so tolles Mittagessen hatten, dass wir beschlossen dort meinen Geburtstag zu feiern, auch wenn das außerhalb der Saison, mitten im Winter, ein bisschen schwierig werden würde. Wieder in Tornow besuchten wir Martina und Gerhard, die gerade von der Ostsee wiedergekommen waren und noch mit Aalessen beschäftigt. Da Du Dein Gepäck noch im "Schenk" hattest, bot uns Martina gleich an, uns dorthin zu fahren, aber wir waren das Laufen jetzt schon so gewöhnt und empfanden es auch als solches Vergnügen, dass wir ablehnten, sie noch ihre häuslichen Pflichten erledigen konnte und Dich dann vom "Schenk", wo wir noch einen enttäuschend kalten Apfelstrudel zu uns genommen hatten, abholte.

Die ausgiebigen Wochenendbeschäftigungen haben mich immer ein bisschen den Patienten auf der Station entfremdet. Von Günther erfuhr ich, dass seine Krankenakte verlorengegangen war, aus der hätte hervorgehen müssen, dass er infolge von Medikamenteneinnahme eine Zeitlang halbseitig gelähmt worden war. Er wollte diesbezüglich den Chefarzt sprechen, wurde sehr schweigsam und lief drinnen wie draußen nur noch in einer Lederjacke herum, wie ein roter Kommissar. Als man ihm am Montagabend, von dem schon die Rede war, verbot, sich etwas zu essen für die Nacht mitzunehmen, schimpfte er auf diese Stasimethoden.

Inge, die noch in der vergangenen Woche von meinem Buch Ambrosius so begeistert war, dass sie vorgab es dreimal gelesen zu haben (ich wüsste nicht wann) und eine begeisterte Rezension verfasst hatte, mit der ich machen könne, was ich wolle (also druckte ich sie auf einer Seite dieses Buches ab, obwohl sich die Bemerkungen auf "Ambrosius" bezogen), schmiss mir ihr Gedicht ins Zimmer. Sie hatte es zerrissen, was nun allerdings den Vorteil hat, dass es nicht wie die anderen Dutzenden von Zetteln weggekommen ist, sondern ich es nun gefassten Sinns noch einmal zusammensetzen konnte, es in den Computer eintippen und so Ihrem Urteil anheimstellen, ob ich nun verrückt war, meine dichterischen Produktionen die Produkte eines Wahnsinnigen waren oder ob man mir nur jenen Schuss von Wahnsinn verwehrte, ohne den es kein großes Genie – nach Aristoteles – geben soll. Auch wenn man eben kein Genie ist, sollte es einem doch nicht verwehrt sein, diese notwendige Bedingung dazu zu erfüllen. Dieses Zitat hat mir Silke geschenkt und es hängt an unserem Kühlschrank als Magnetpad: "Es gibt kein großes Genie ohne einen Schuss Verrücktheit". Wie viele Genies haben wir denn eigentlich noch in unserm armen Deutschland oder auf der ganzen Welt? Die Zeiten der Genies scheinen vorbei zu sein, und zu danken hätte man das vielleicht der modernen Psychiatrie.

Inge ist dann zu Pfingsten glückliche Oma geworden, die allerdings ihr Enkelkind noch nicht gesehen hatte, denn Klein-Moritz soll nicht unbedingt mit der verrückten Großmutter in Kontakt kommen. Man sucht immer noch an ihr herum und jetzt soll noch Gehirnflüssigkeit entnommen werden. Ein CT, von dem ich ihr abgeraten habe, hatte sie schon, und so sucht und sucht man herum, was die Ursache sein könne, dass eine erfolgreiche Kinderdiakonin einfach mal so austickt, dass man glaubt, sie nicht mehr auf Kinder loslassen zu können. Nach fünf Wochen wird sie immer noch in der Klinik sein und die turbulenten Tage mit Gedichten und Büchern werden eines Tages vorüber sein. Hier nun das Gedicht:

Für Inge

Wenn morgens früh die Sonne aufgeht
und Kinder in den Gärten tollen
ihr auch schon Inge tättern seht,
sie sagt, was Kinder hören wollen.

Denn liebe Kinder wisst ihr schon?
Ein neuer Tag hat angefangen,
sie ist doch Kinderdiakonin,
hat einen Atem, einen langen.

Sie kann auch lesen und gut spielen
und hat das Herz am rechten Fleck,
führt Menschen so zu hohen Zielen
und spielt auch gerne mal Versteck.

Wir wollen sie am Morgen loben
und auch am Abend ist sie lieb,
woll'n mit ihr singen, mit ihr toben,
hat sie doch auch 'nen kleinen Piep.

So bleibt sie auch in unsern Herzen,
wir lieben sie, so wie sie ist,
und hast Du Kummer, hast Du Schmerzen,
Dich Inge hier nicht gleich vergisst.

C.R. 11.5.2012

Die Visite am darauffolgenden Montag habe ich dann auch lieber ohne Konzept oder gar Gedicht absolviert und hatte nur noch die eine Frage, wann ich endlich entlassen werde. Immer noch gab es keine definitive Zusage, aber Du hattest schon eine Brücke vorbereitet, über die man würde gehen können und kamst noch mal am Dienstag zu einem Arztgespräch. Buratino war an diesem Morgen wieder auferstanden. Du hattest aber das Gefühl, dass sie irgendwie befangen ist, Dir gegenüber.

Dr. Scherrer sagte, dass es ja sein könne, dass bei mir eine zykloide Erkrankung vorläge, die man einfach immer durchleben muss und die herzlich wenig mit Medikamenten zu tun hat. Das war auch das erste Arztgespräch mit Dir, bei dem ich selber hinzugezogen war und ich war wieder einigermaßen guter Dinge und lachte einmal kurz auf, was Scherrer befremdete und er fragte, ob diese Art Lachen bei mir normal wäre. Du bestätigtest, dass es mein ganz normales Lachen sei. Du bewundertest meine Offenheit, als ich dann noch zu bedenken gab, dass Eifersucht die Ursache sein könnte, dass ich doch ein bisschen durch den Wind war. Ich bin aber sicher, dass alles viel glimpflicher verlaufen wäre, wenn nicht die Angst vor den dortigen Zuständen und die ständige Verfolgungsdrohung dazugekommen wären.

Einen Tag später wurde ich entlassen und vier Wochen später sollte die Magnolie wie durch ein kleines Wunder die ersten Blätter haben.

19 DER SCHWUR

Als ich wieder aus der Klinik war, schrieb Corinna in Bezug auf die Töchter, dass es gut wäre, sie mal auf ein Frühstück zu treffen. Tatsächlich sollten die drei großen, die in die Geschichte einbezogen waren, alle in Zörbig auf ihrem Grundstück sein. Wir stellten das Auto in der Stadt ab und suchten zu Fuß einen Bäcker, um nicht mit leeren Händen zu kommen, aber es gab im Stadtzentrum keinen. Da fragten wir einen Busfahrer, der uns einen Rat gab, wo wir noch Schrippen bekommen könnten. Wir liefen vor und als er an uns vorbeikam, öffnete er auf freier Strecke die Türen und nahm uns mit hin (ein göttliches Zeichen?). Es wurde mehr ein Enkeltag, denn die Töchter taten, als sei in der Zwischenzeit gar nichts gewesen. Die Enkel wussten natürlich auch nichts davon, aber kletterten an dem Opa herum, zeigten ihr Können mit dem Fußball und mit den Laufrädern, und als wir dann abfuhren, waren der Drei- und der Vierjährige die einzigen, die winkten. "Wir winken", sagte der eine. Darauf der andere: "Nein, ich winke."

Wir hatten Nächte, die ganze erotische Romane füllen könnten, und wir schwuren uns gegenseitig, dass wir diese Dinge nur miteinander tun würden: Bei Gott und unserem Leben.

Am 25. Juni stand ich ganz normal auf. Aus meinem Sterben war also nichts geworden. Ein Weidensarg war ja auch nicht geflochten worden und nur der Bürgermeister, den wir auch eingeladen hatten, wunderte sich, dass das Ereignis ausblieb.

Die kirchliche Trauung, aus deren Anlass ich eigentlich hatte auferstehen wollen, verschoben wir um zwei Jahre in die Zukunft, die dann aber auch nicht stattfand..

Die Hochzeitsreise, die wir damals hatten ausfallen lassen, wo ich doch gerade nach einem Selbstmordversuch auch wieder auferstanden war, wird im September nach Rom gehen, wenn Julius dann in Schottland unterwegs sein wird. Dazu bekam ich von Corinna die folgende Empfehlung: "Fahr nach Rom! Dort gibt es auch Sachen außerhalb von Postkarten. Atme den Duft der Geschichte unserer Zivilisation und mach' einen Abstecher nach Ostia Antica. Setz' Dich auf die Spanische Treppe und sieh den Touristen zu. Mach' ein paar Fotos von mageren Katzen und streunenden Hunden. ... und vor allem: nimm immer ausreichend Wasser mit. :)"

Die Sache mit XY – eine Imagination.

Du sagst, Du wusstest das immer schon.

"Alle falschen Wegweiser hinter sich lassen!"

Du sagst, dass Du sie begreifst.

Reizenden Frauen unter den Rock zu fassen,

welch kühner Gedanke, nur Du schweifst – nicht.

"Bin Herrin meiner Ehre und meines guten Rufes,

nicht aber meines Herzens."

Du sagst, dass Du das begreifst.

Herr Deines Herzens, vielleicht bin ich's.

Du sagst, dass Du mich begreifst,

mich immer wieder in Deiner LIEBE streifst.

Christian Rempel

Ein Brief Corinnas nach dem Überfliegen dieses Romans:

Hallo Rempelchen,   *24. Juni nachts*

zum Kern kannst Du schreibend nur vorstoßen, wenn Du die Wahrheiten auf den Tisch packst und die Dinge, die hinter ihnen verborgen sind, aufzudecken suchst. Im Gespräch geht das insofern leichter, weil jemand nachfragen kann und zwar so lange, bis der Kern erreicht ist. Das tust Du in Deinem Buch nicht. Deine Gefühle und Gedanken werden nicht besonders deutlich. Du setzt Dich mit den Sachen nicht wirklich auseinander - z.B. ist mir immer noch nicht klar, warum Du glauben kannst, Deine Frau wollte etwas von XY. Warum Du wandern musstest, wird ebenfalls nicht klar. Im Wesentlichen gibst Du nur Handlung wieder. Davon abgesehen finde ich diesen langen, langen Brief an Deine Frau, als den ich den Text betrachte, sehr privat und würde ihn so nicht der Öffentlichkeit präsentieren. Ich finde, es ist für sie geschrieben und mindestens diese privaten Passagen sollte auch niemand anderes lesen dürfen. Meinen Namen brauchst Du nicht zu ändern, aber ich kann immerhin sagen, dass Du im Hinblick auf mich und meine Beweggründe für mein Handeln überwiegend daneben liegst, bzw. offensichtlich keine Erklärungen hast... und auch nicht die ganze Wahrheit schreibst (z.B. dass Du mir einfach immer wieder geschrieben hast, bis ich Dir endlich zurückgeschrieben habe (und das nur, weil ich ziemlich besorgt war, dass der, den ich munter auf einer Wanderung wähnte, plötzlich in einer Klinik ist und mir ein infantiles Kasperbild schickt)). Allerdings habe ich Deine Emails auch gar nicht gelesen. Sie sind gleich bei GMX im Spam gelandet. Die Kaspermail ... keine Ahnung, warum ich sie dann doch angeklickt hatte. Vielleicht war es Neugier, vielleicht Langeweile. Auf jeden Fall habe ich einen Schreck bekommen.

Dann kann ich Dir auch noch sagen, dass mein Vater bis zum Abend natürlich vergessen hatte, mir zu sagen, dass Du in der Sonne abgestiegen warst. Dennoch wäre ich nie dort hingefahren, denn zu dem Zeitpunkt glaubte ich, wie auch heute noch, dass es für Dich besser wäre, wenn wir uns nie unter vier Augen treffen würden. Außerdem war ich fest entschlossen, Dir nicht mehr zu schreiben, um Dir nicht noch mehr Probleme mit Deiner Frau zu verschaffen, als Du schon hattest. Ich war also nicht im Mindesten beleidigt sondern nur ängstlich, dass sie mit ihrer Eifersucht recht haben könnte, und das habe ich Dir auch genau so als Grund geschrieben.

Die Schönheit von Pohlitz und seiner Umgebung konntest Du nicht allein entdecken. Dazu hätte es meiner Anwesenheit bedurft und meiner Fähigkeit, Dich die Gegend durch meine Augen sehen zu lassen. Du konntest unseren Bach im Wald nicht finden, nicht den Hang in der Kiefernschonung, wo noch in milden Herbsten bis in den

Dezember hinein Schmetterlinge anzutreffen sind, weil es dort so warm ist, nicht den richtigen Punkt, von dem aus man die wogenden Kornfelder betrachten muss, um zu erkennen, dass das Land eine sinnlich hingestreckte Frau ist, deren schwungvolle Kurven zu Hügeln geworden sind ... nun, ja. Vorbei. Es ist auch fraglich, ob Du den Blick dafür gehabt hättest. Du siehst ja in einem Storch auch nur einen Vogel.

Ich habe das Ganze nur überflogen. Ich werde es später noch einmal gründlicher lesen. Es ist interessant, welche Menschen Du getroffen hast. Das hat ein bisschen was von Reportage. Nun, ja. Es hat mich ein bisschen abgelenkt von dem Gefühl, das mich beim Abschied von meiner besten Freundin ergriffen hat. Ich komme mir wie eine Verräterin vor, weil ich sie hier so ziemlich allein zurück lasse.

Gute Nacht,

Corinna

Am 26. Juni wanderte Corinna nach Italien aus.

ÜBER DEN AUTOR

Christian Rempel ist in 1953 Leipzig geboren, hat in der DDR seinen
höheren Bildungsweg absolviert und ist letztendlich Physiker geworden.
Seine Laufbahn als Industriephysiker erfuhr einen empfindlichen Einschnitt
durch seine Erkrankung an Schizophrenie im Jahre 1998.
Das führte nach und nach zu seinem Rückzug aus dem Berufsleben und
Hinwendung zum Schreiben.
Er hat vier Töchter und einen Sohn und lebt jetzt in der Nähe von Berlin.

Christian Rempel

www.ingramcontent.com/pod-product-compliance
Lightning Source LLC
Chambersburg PA
CBHW021427170526
45164CB00001B/128